Vittoria Braun, Ronald Burian, Albert Diefenbacher (Hrsg.)

Arzt-Patienten-Gespräche bei stressassoziierten Erkrankungen

Arzt-Patienten-Gespräche bei stressassoziierten Erkrankungen

Ressourcenorientierte Gesprächsführung in der Hausarztpraxis

Herausgegeben von
Vittoria Braun, Ronald Burian, Albert Diefenbacher

DE GRUYTER

Herausgeber
Prof. Dr. med. Vittoria Braun
Charité – Universitätsmedizin
Institut für Allgemeinmedizin
Charité Campus Mitte
Charitéplatz 1, 10117 Berlin
E-Mail: vb-pegasus@gmx.de

Prof. Dr. med. Albert Diefenbacher MBA
Evangelisches Krankenhaus Königin Elisabeth
Herzberge gemeinnützige GmbH (KEH gGmbH)
Fachabteilung für Psychiatrie, Psychotherapie
und Psychosomatik
Herzbergstraße 79, 10365 Berlin
E-Mail: a.diefenbacher@keh-berlin.de

Dr. med. Ronald Burian
Evangelisches Krankenhaus Königin Elisabeth
Herzberge gemeinnützige GmbH (KEH gGmbH)
Fachabteilung für Psychiatrie, Psychotherapie
und Psychosomatik
Herzbergstraße 79, 10365 Berlin
E-Mail: r.burian@keh-berlin.de

ISBN 978-3-11-033350-3
e-ISBN (PDF) 978-3-11-033536-1
e-ISBN (EPUB) 978-3-11-038270-9

Library of Congress Cataloging-in-Publication Data
A CIP catalog record for this book has been applied for at the Library of Congress.

Bibliografische Information der Deutschen Nationalbibliothek
Die Deutsche Nationalbibliothek verzeichnet diese Publikation in der Deutschen Nationalbibliografie; detaillierte bibliografische Daten sind im Internet über http://dnb.dnb.de abrufbar.

Einbandabbildung: Fancy/Veer/Corbis
Satz: PTP-Berlin, Protago-TEX-Production GmbH, Berlin
Druck und Bindung: CPI books GmbH, Leck
♾ Gedruckt auf säurefreiem Papier
Printed in Germany

www.degruyter.com

Geleitwort

„Arzt und Patient müssen in ein rechtes Verhältnis zueinander kommen und den Bezug zu einem übergeordneten Ziel des Lebens gefunden haben“

Moses Maimonides,
jüdischer Philosoph, Rechtsgelehrter und Arzt, Ende des 12. Jahrhunderts

Empathie und Verständnis für den Patienten sind eine unabdingbare Voraussetzung für eine gelingende Behandlung. Das Sich-Eindenken in die Wertewelt und Wirklichkeit des Patienten führt zu anderen Sichtweisen und kann helfen, gemeinsam neue Wege aus dem stressbedingten Kranksein zu finden. Ohne Akzeptanz dieses Wertesystems laufen unsere besten Bemühungen ins Leere.

Um dem zu entgehen, brauchen wir Hausärzte kommunikatives Handwerkszeug. Dieses liefert das vorliegende Buch.

In den einleitenden Kapiteln werden theoretische Kommunikationsmodelle beleuchtet. Es bleibt jedoch nicht bei der Theorie. Wir Ärzte müssen ins kommunikative Handeln kommen, denn es ist wie mit Hammer und Nagel: Alles Wissen nützt wenig, das Einschlagen des Nagels muss man immer wieder selber üben.

Dazu geben in den weiteren Kapiteln die Patientenbeispiele Hilfestellung und machen Mut zum Umsetzen ins eigene Handeln. Für das notwendige weitere Üben und Reflektieren wird zu Recht auf Rollenspiele und Balintgruppen verwiesen.

Das oft als „magisch“ empfundene verbale Instrumentarium psychotherapeutischer Gespräche wird entzaubert, transparent gemacht und erklärt. Das Buch öffnet damit die Tür zur Entdeckung und Integration in das eigene kommunikative Repertoire zur effektiven und nachhaltigen Betreuung unserer Patienten wie auch zum eigenen Nutzen durch zielgerichtetes Handeln und Zugewinn an Berufszufriedenheit.

Denn die motivierende Gesprächsführung ist auch eine Investition in die eigene Zeit.

Der Schatz des Buches liegt darin, dass man sich bei den Gesprächen mit den Patienten an ähnlich erlebte Situationen erinnert.

Hier wird in kleinen und überschaubaren „Portionen“ ein Kaleidoskop von Kommunikationselementen demonstriert, die man unmittelbar in den eigenen Sprechstundenalltag einfließen lassen kann. Auf diese Weise kann sich die Leserin/der Leser in kleinen Schritten ein eigenes Repertoire an erprobten und effektiven verbalen Interventionen aufbauen.

Dieses Buch hätte es schon viele Jahre früher geben müssen, um Kolleginnen und Kollegen steinige Wege und mühsame Erfahrungen zu ersparen. Möge es den Weg in viele Praxen finden, vor allem in solche, in denen angehende Allgemeinärzte ihre Weiterbildung absolvieren.

Dr. Andreas Graf von Luckner

Prof. Dr. Wilhelm Niebling

Vorwort

Fachärzte für Allgemeinmedizin betreuen über Jahrzehnte einen festen Patientenstamm, kennen Familien in ihrer Entwicklung, wissen um familiäre und berufliche Probleme, erleben die Entstehung von Erkrankungen im Zusammenhang mit sozialen Ereignissen.

Dennoch gelingt es wegen zu geringer Zeit in der Sprechstunde oder aufgrund nicht ausreichender Aus-, Weiter- und Fortbildung nicht immer, schwierige Gesprächssituationen effizient zu meistern, für Patienten schnell Hilfe zu ermöglichen bzw. in Kooperation mit Vertretern anderer Fachgebiete eine bestmögliche Versorgung zu realisieren.

Im Verlauf des letzten Jahrzehnts ist es zu tiefgreifenden gesellschaftlichen Veränderungen gekommen: Verlust von Wertvorstellungen und zunehmende Verwahrlosung menschlicher Handlungsweisen, Arbeitslosigkeit und Existenzängste führen zur Veränderung der Menschen und ihrer Erkrankungen. Stressassoziierte Beschwerden und Krankheiten nehmen zu.

Als ersten Ansprechpartner suchen Patienten den Hausarzt auf, der zum Teil nicht angemessen vorbereitet ist und nicht adäquat reagieren kann. Im Gegensatz zur Vielzahl organischer Erkrankungen, für deren Diagnostik und Therapie er umfangreiche Voraussetzungen besitzt, ist er für stressbedingte Krankheitsbilder nicht entsprechend gewappnet. Dieses Manko führt häufig zu monatelangen Verzögerungen einer erforderlichen Behandlung.

Patienten fühlen sich allein gelassen, Ärzte sind wegen ihrer eingeschränkten Möglichkeiten unzufrieden. Die Realität des deutschen Gesundheitswesens verschärft die weitreichende Problematik. Die Versorgung der Menschen ist häufig techniklastig und kostenintensiv.

Die durchaus begrüßenswerte Modernisierung medizinischer Verfahren kann dazu führen, dass Patienten diesen Maßnahmen ohne akzeptable Erklärung und Einbeziehung ausgesetzt sind.

Insbesondere Spezialisierung und Subspezialisierung der Medizin haben zur Folge, dass diagnostische und therapeutische Pfade nur organ- und krankheitsbezogen und nicht selten unkoordiniert voneinander begangen werden, was zu zusätzlichen Ängsten und Patientenverunsicherung führt.

Es besteht ein wachsender Bedarf, Handlungsschritte im niedrigschwelligen Arzt-Patient-Kontakt der Hausarztpraxis darzustellen, die sowohl somatische als auch psychische Ebenen betreffen und den Versuch zu unternehmen, die verschiedenen Patienteninformationen in den Gesundungsprozess einzubeziehen. Dabei wird das Procedere bei Patienten mit stressbedingten Erkrankungen beschrieben, die erfahrungsgemäß langfristige Leidenswege durchlaufen.

Ein wichtiger Schwerpunkt ist die salutogene Herangehensweise.

Es ist vorgesehen, Ärzten das Verständnis nahe zu bringen, von welch besonderer Bedeutsamkeit die partizipative Entscheidungsfindung und Stärkung der Selbstwirksamkeit ihrer Patienten sind.

Die Vermittlung ressourcenorientierter Gesprächsführung wird fallbezogen dargestellt, um dem Zeitlimit der Hausärzte Rechnung zu tragen und sie zu befähigen, auch vormals „schwierige“ Patienten vor chronischen Krankheitsverläufen zu bewahren.

Berlin, im März 2016 Vittoria Braun

Inhalt

Verzeichnis der Abkürzungen

ACT	Akzeptanz- und Commitment-Therapie
BB	Blutbild
CRP	C-reaktives Protein
DBT	Dialektisch-Behaviorale Therapie
EA	Eigenanamnese
MBCT	*Mindfulness Based Cognitive Therapy*
MGF	*Motivational Interviewing*

1 Einführung

Vittoria Braun

1.1 Stressbedingte Beratungsanlässe in der allgemeinmedizinischen Sprechstunde

Stressbedingte Symptome und Erkrankungen stellen häufige Konsultationsgründe in der allgemeinmedizinischen Sprechstunde dar. Hausärzte sind durch ihre jahrzehntelange Betreuung in die Biografien ihrer Patienten verwoben. Sie versorgen die Menschen erst als junge Eltern und später als Großeltern, kennen ihre berufliche Karriere, wissen um Eheleid und -freud, erfahren Generationskonflikte und erleben gar nicht selten, warum ein Mensch zu einem bestimmten Zeitpunkt krank wird. Allgemeinärzte empfinden Stress sozusagen als „Volkskrankheit", nach der Weltgesundheitsorganisation (WHO) „eine der größten Gesundheitsgefahren des 21. Jahrhunderts".

Stressbedingte Beratungsanlässe in der hausärztlichen Sprechstunde sind häufig.

Fallbeispiel

52-jährige Geschäftsfrau, verheiratet, drei große Söhne, seit der Wende Inhaberin einer kleinen Boutique; nach anfänglicher Expansion (über einige Jahre zwei Geschäfte) zunehmende Schwierigkeiten im Verkauf, dennoch ausgeglichene Frau, die Aufgaben als Herausforderung sieht, seit ca. 10 Jahren keine Arztkonsultation; im letzten Vierteljahr Schlafstörungen, starke Rückenschmerzen, Tätigkeit wird immer mehr als Überforderung erlebt. Ehemann machte vor einem Jahr Rektum-Ca-OP durch, jetzt Leber- und Lungenmetastasen.

1.1.1 Persönliche Stressoren (*life events*)[1]

Persönliche Stress-Situationen ereignen sich bei einer Vielzahl von Menschen im Laufe ihres Lebens. Neben der im Fallbeispiel genannten schweren Erkrankung eines nahen Angehörigen sind life events unter anderem der Tod eines Verwandten, familiärer Stress wie Ehestreitigkeiten, Scheidungen und Generationskonflikte, verletzende/beleidigende Auseinandersetzungen im Freundes- und Bekanntenkreis, Leistungsdruck und hoher Leistungsanspruch, starke Reizdichte, Angst vor Arbeitslosigkeit und finanzielle Probleme.

---

1 Einteilung nach Bewernick, 2003

1.1.2 Hintergrund-Stressoren (*daily hassles*)

Hintergrund-Stressoren sind andauernde Belastungen, die den Tagesablauf negativ beeinträchtigen, indem sie anhaltende Spannungen hervorrufen, wie beispielsweise: langer Arbeitsweg, ungünstige Arbeitsatmosphäre, Arbeitslosigkeit, Schulprobleme, Migration und Isolation.

1.1.3 Katastrophale Stressoren

Katastrophale Stressoren als tiefgreifende und schwerwiegende Ereignisse mit Auswirkungen auf eine Vielzahl von Menschen sind zum Beispiel Krieg und Naturgewalten (Erdbeben, Überschwemmungen), die in unseren Breiten bisher selten auftraten. Allerdings nehmen wir derzeit im Rahmen der verheerenden Kriege und ihren katastrophalen Folgen für die Menschen wahr, welche Dimensionen Stress auch haben kann.

1.1.4 Weitere Stressoren

Darüber hinaus gibt es eine Fülle weiterer Stressoren, die nach Wahrnehmungsebenen (psychisch-physisch) oder ihrer Herkunft (exogen-endogen) klassifiziert werden und in der Lage sind, den gesamten Organismus (psychische und somatische Systeme, neuronale und neuroendokrine Systeme, zelluläre und molekulare Systeme) zu erfassen [3].

Die umfassende Stress-Problematik kann hier nur ansatzweise beschrieben werden. Wichtig für Hausärzte sind die stressassoziierten Symptome und Erkrankungen, mit denen viele Patienten in der Sprechstunde vorstellig werden. Sie entstehen durch ein andauerndes Missverhältnis von Belastungsfaktoren und Ressourcen, das zu psychischen und/oder somatischen Beschwerden führt [1], sind in ihrem Erscheinungsbild vielfältig und reichen von Reizbarkeit, Anspannung, Unruhe, Zittern, Schlafstörungen, Erschöpfung, depressiven Episoden und Angststörungen bis zu somatoformen Störungen wie Kopf-, Brust- oder Bauchschmerzen, Herzrasen, Atemnot, Übelkeit, Blähungen, trockenem Mund, schlechtem Geschmack, Dysurie, Hautproblemen und Schmerzen im Bewegungsapparat, Immunschwäche und Stoffwechselveränderungen (Metabolisches Syndrom).

Stressassoziierte Symptome und Erkrankungen entstehen durch ein andauerndes Missverhältnis von Belastungsfaktoren und Ressourcen, das zu psychischen und/oder somatischen Beschwerden führt.

Chronische Erkrankungen können sich während akuter Stressphasen verschlechtern oder der Anlass für Stresssymptomatik sein. Selbst die Entstehung/Beeinflussung von Malignomen wird in der Literatur diskutiert.

Hausärzte sind nicht selten mit diesem bunten Bild der möglichen Stress-Auslöser und Stresskrankheiten überfordert. Um in relativ kurzer Zeit effektiv damit umgehen zu können, ist es empfehlenswert, dass sie sich durch eine entsprechende Qualifizierung in die Lage versetzen, eine gezielte Differentialdiagnose zu erheben, da die genannten unterschiedlichen Symptome nicht unmittelbar indikativ für eine spezifische Störung sind [1]. Angemessene therapeutische Maßnahmen sind nur über diesen Weg realisierbar. Bemerkenswert ist in dem Zusammenhang, dass Allgemeinärzte, die sich täglich selbst durch die Versorgung vieler Patienten im Stress befinden, ihre subjektive Belastung eher niedrig und ihre Berufszufriedenheit hoch einschätzen, wenn sie eine gute Gesprächskompetenz besitzen [4].

- Die unterschiedlichen Stress-Symptome sind nicht unmittelbar indikativ für eine spezifische Störung.
- Höhere Gesprächskompetenz reduziert den Stress für Hausärzte.

1.1.5 Literatur

[1] Heinrichs M, Stächele T, Domes G. Stress und Stressbewältigung. Göttingen: Hogrefe-Verlag, 2015.
[2] Petzold TD. Für eine gute Arzt-Patient-Kooperation ist die gemeinsame Intensionalität entscheidend. Z All Med 2015;91:400–404.
[3] Rensing L, Koch M, Rippe M, Rippe V. Mensch im Stress. Wiesbaden: Springer-Spektrum, 2013.
[4] Witzens B. Psychosomatik in der Allgemeinmedizin. Vortrag. Institut für Allgemeinmedizin der Universität München, 2015.

Vittoria Braun

1.2 Salutogene Herangehensweise in der Hausarztpraxis

Der israelische Medizinsoziologe Aaron Antonovsky untersuchte entgegen dem üblichen pathogenetischen Forschungsansatz, warum Menschen gesund bleiben.

salus (lateinisch): Unverletzlichkeit, Heil, Glück
genesis (altgriechisch): Entstehung, Schöpfung, Geburt

Er kam auf der Grundlage von Untersuchungen an Frauen, die die Zwangsdeportierung in Konzentrationslager überlebt hatten und gesund geblieben waren, zu der Erkenntnis, dass jeder Mensch ein Kohärenzgefühl (*Sense of Coherence*) als Reservoir für das Leben besitzt.

Er definierte es als eine relativ stabile Handlungsorientierung, die durch Lebenserfahrungen entsteht und es einem ermöglicht, schwierige Aufgaben oder Situationen zu meistern.

Das Kohärenzgefühl rekrutiert sich aus drei wichtigen Anteilen, der Vorstellbarkeit der Welt, der Handhabbarkeit der verfügbaren Ressourcen und der Sinnhaftigkeit des Lebens. Sie bilden den Kern salutogener Gesprächsführung.

Sense of Coherence
- Verstehbarkeit der Welt (*comprehensibility*)
- Handhabbarkeit der verfügbaren Ressourcen (*managebility*)
- Sinnhaftigkeit des Lebens (*meaningfulness*)

1.2.1 Verstehbarkeit der Welt

Eine konsistente in sich stimmige Welt, in der sowohl eine verlässliche Regelmäßigkeit als auch die Möglichkeit zur Flexibilität besteht, erlaubt die Erfahrung der Vorstellbarkeit der Welt.

Mit Menschen, die Schwierigkeiten in der Strukturierung ihrer Lebensläufe haben – beispielsweise Jugendliche oder auch Ältere, die langfristig arbeitslos sind – ist es wichtig, den Wert der Kontinuität ihres Zeitmanagements zu thematisieren.

Dem Haus- und Familienarzt ist es darüber hinaus zu empfehlen, sich bei psychischen Störungen von Kindern für die Gestaltung des Familienlebens zu interessieren und mit Eltern zu besprechen, wie bedeutungsvoll die verlässliche Strukturierung des Alltags ist.

Das Gefühl von Geborgenheit entsteht aus der nachvollziehbaren Regelmäßigkeit des Tages- und Jahresablaufs, das betrifft bestimmte Riten zum Weihnachtsfest genauso wie beispielsweise das tägliche gemeinsame Abendbrot im Kreis der Familie.

Diese Kontinuität darf jedoch nicht zum Dogma und der Rahmen nicht wichtiger als die Inhalte sein.

Kinder sollten verstehen, wie das Konstrukt einer Familie funktioniert und dass sie sich auf die Eltern verlassen können, ebenso aber auch sie selbst verlässlich sein müssen. Diese konsistente Umwelt ist jedoch nur salutogen, wenn sie die Leichtigkeit des Seins nicht einbüßt, z. B. Mutter oder Vater nicht rigide Verbote durchhalten, flexibel sind und sinnvolle Veränderungen akzeptieren.

Der Wechsel von Kontinuität und Flexibilität macht Lebensabläufe verstehbar.

1.2.2 Handhabbarkeit der Ressourcen

Als zweite Voraussetzung zur Entwicklung eines stabilen *Sense of Coherence* nennt Antonovsky das Gefühl der Handhabbarkeit von verfügbaren Ressourcen [1]. Mit einem Gleichgewicht zwischen Anstrengungen und Erholung entwickelt sich die Erfahrung, dass man in der Lage ist, die Anforderungen des Lebens zu schaffen.

Über dieses Gleichgewicht zwischen Arbeit und Entspannung zu diskutieren, Patienten zu fragen, in welchem Ausmaß für sie die Möglichkeit besteht, den Umfang an Bewältigbarem festzulegen, ist ein typisch hausärztliches Thema. Sein Ansprechen vermittelt einerseits Vertrauen und gibt andererseits dem Hausarzt einen interessanten Einblick in die Lebenssituation der Patienten. Gemeinsam vorhandene Ressourcen wiederzuentdecken oder die Machbarkeit beispielsweise neuer Entspannungsformen zu erörtern, vertieft das partnerschaftliche Arzt-Patient-Verhältnis. Menschen zur Fähigkeit der Kultivierung des Augenblicks anzuregen und nachzufragen, ob sie Freude am Erleben von Kunst im weitesten Sinne haben oder sie in irgendeiner Weise selbst produzieren, ist ein spannender und erhellender Austausch, der nicht selten ungeahnte Potenzen erschließt. Der Brückenschlag zwischen naturwissenschaftlicher Intelligenz und geisteswissenschaftlicher Kultur birgt Ressourcen (Nager). Bildung als wichtigen Prognosefaktor für Gesundheit und Lebenserwartung auszumachen, ist nicht nur für ein ausgewähltes kleines Klientel maßgeblich, sondern in ihrer Vielfältigkeit für eine größere Patientengruppe diskussionswürdig.

Aus einem Gleichgewicht von Arbeit und Erholung erwächst das Gefühl der Handhabbarkeit der Ressourcen.

1.2.3 Sinnhaftigkeit des Lebens

Der dritte Antonovsky'sche Punkt, den er im Rahmen der Salutogenese-Definition beschrieb, ist die Erfahrung der Sinnhaftigkeit des Lebens.

Die Lebensleistung von Menschen, die sich in schwierigen Situationen befinden, hervorzuheben, ihnen zu vermitteln, was sie schon selbst geschafft haben, welche Lebensziele sie erreichten, stärkt sie. Gemeinsam zu formulieren, was für die Patienten wirklich wichtig ist und Sinn macht, hilft ihnen, sich in scheinbar ausweglosen Lebensetappen umzuorientieren. Stabiles Kohärenzgefühl hinsichtlich der Sinnhaftigkeit erwächst vorrangig aus harmonischen Partnerschaften und dem Glück, Kinder zu haben.

Gerade dieser Umstand ist in den verschiedenen Lebensphasen vielen Veränderungen unterworfen. Generationskonflikte und Eheprobleme können zu schwerwiegenden Belastungen führen und sind häufig die Ursache stressassoziierter Erkrankungen. Dass trotz des Wechsels von Glück und Unglück in familiären Beziehungen weiter hierin ein bedeutsamer Lebenssinn besteht und eine Persönlichkeit im Auf und Ab des Seins, im menschlichen Meistern trauriger Begebenheiten und unerwarteter Kränkungen letztendlich wächst, ist vermittelbar, ebenso wie Patienten dafür aufschließbar sind, zu erfahren, dass Episoden erlebten Leidens ein Schatz sein können, der reicher macht und in die Lage versetzt, Mitleid und Mitgefühl für andere zu entwickeln und aus dieser Transformation neue Lebenskraft zu schöpfen.

Weitere wichtige Ressource bezüglich der Sinnhaftigkeit des Lebens ist die berufliche Tätigkeit, die das Gefühl verleiht, gebraucht und geachtet zu werden.

Im gegenteiligen Fall, der leider zu häufig bestehenden Arbeitslosigkeit, kann chronischer Stress entstehen, der Symptome und Krankheiten zur Folge hat.

Hieraus erwächst im ressourcenorientierten Hausarztgespräch die Möglichkeit, in Kenntnis der Patientengeschichte und der örtlichen Bedingungen, sie oder ihn gegebenenfalls zu Qualifizierungen, anderen Beschäftigungen oder ehrenamtlicher Tätigkeit zu ermutigen, gemeinsam Talente und Befähigungen zu besprechen, die Voraussetzung auch für außerberufliche Arbeit zum Allgemeinwohl sein könnten und damit das Selbstwertgefühl der Betroffenen wieder herzustellen.

Im positiven Fall – der langfristig bestehenden Tätigkeit – ist die Wertschätzung der erreichten Erfolge, sind Fragen nach Zielen und Weiterentwicklungen von nicht selten unterschätzter salutogener Wirksamkeit. Menschen für ihren Einsatz aus der neutralen Stellung des Hausarztes zu wertschätzen, kann sie beflügeln und von Neuem motivieren, aber ebenso relativieren, wenn beispielsweise Ärger und Schwierigkeiten mit Kollegen oder Leitern bestehen.

Darüber hinaus können auch Institutionen und Betriebe, in denen man arbeitet, ein Sicherheitsfaktor im Leben sein. Sie bieten die Möglichkeit zur Identifizierung mit einem größeren Ganzen, zu dem man gehört und für das man als Einzelperson wichtig ist.

Die Erfahrung von Sinnhaftigkeit des Lebens, insbesondere durch Familie und Arbeit, ist eminent für ein stabiles Kohärenzgefühl.

Weitere Ressourcen, zu denen Ärzte anregen können, bestehen unter anderem im Ausüben von Widerstand: sich nicht alles gefallen zu lassen, problematische Umstände nicht ohnmächtig hinzunehmen, konstruktive Kritik zu üben und eine Opferrolle nicht zuzulassen. Mit Patienten darüber zu reden, wie sie Widerstandsressourcen mobilisieren können, hilft ihnen, gesund zu bleiben oder zu werden.

Neben vielen weiteren Gesundheitsressourcen sei die Heimat als salutogen genannt. Gerade im Rahmen der zunehmenden Globalisierung ist die Heimat ein Ort mit Traditionen und Ritualen, der einem Wurzeln und Halt verleiht.

Mit Aaron Antonovsky ist festzustellen, dass wir uns alle auf einem Gesundheits-Krankheits-Kontinuum befinden. Er nennt zusammenfassend makrosoziale Schutzfaktoren (ökonomische und ökologische Ressourcen), Schutzfaktoren auf der Mikroebene (z. B. soziale Unterstützung, partizipative Entscheidungsfindung) und personelle Ressourcen (Selbstbewusstsein, Widerstandsfähigkeit, Konfliktbewältigungsmöglichkeit u. a.), die helfen können, sich auf dem genannten Kontinuum in Richtung Gesundheit zu bewegen.

1.2.4 Literatur

[1] Antonovsky A. The Sense of Coherence: Development of a research instrument. Newsletter and Research Report of the W. S. Schwartz Research Center for Behavioral Medicine, Israel, Tel Aviv University, 1983.

A. Dreher

1.3 Bindungstheorie – was steckt dahinter und was nützt das im Praxisalltag?

Eine kurze Einführung in das Konzept der Bindungstheorie ist aus vielfältigen Gründen sinnvoll:

Die Kenntnis entwicklungspsychologischer Konstrukte bietet eine Möglichkeit, Behandlungsstrategien besser an Patienten-Bedürfnisse anzupassen und Patienten zu intensiverer Mitarbeit am eigenen Genesungsprozess zu bewegen. Weiterhin können diese Konzepte hilfreich sein, die Kontaktaufnahme und Kommunikation mit unterschiedlichen Patienten effizient zu gestalten. Zur Analyse des individuellen Bindungsstils eines Patienten ist neben der Verhaltensbeobachtung des Patienten die Beobachtung eigener Empfindungen ein zentraler Bestandteil. Ruft der Patient etwa Gefühle von Hilflosigkeit oder Wut beim behandelnden Arzt hervor oder besteht der Impuls, den Patienten besonders intensiv unterstützen zu wollen?

1.3.1 Grundlagen der Bindungstheorie

Die Bindungstheorie betrachtet aus entwicklungspsychologischer Sicht die Muster zwischenmenschlicher Beziehungen. Diese Muster resultieren aus der erlebten Beziehung zu den Eltern bzw. den primären Versorgern und genetischen Faktoren. Sie persistieren als Interaktionsstile relativ stabil über den Verlauf des Lebens. Entwickelt wurde die Bindungstheorie im Wesentlichen von dem britischen Psychiater John Bowlby. Eine weitere wichtige Vertreterin und Forscherin war die kanadisch-amerikanische Psychologin Mary Ainsworth [1].

Was verstehen wir unter Bindungsverhalten?

Die Entwicklung eines bestimmten Interaktions- bzw. Bindungsstils kann als der Versuch eines Kindes verstanden werden, für sich selbst größtmögliche Sicherheit herzustellen. Die Bindungstheorie setzt dabei voraus, dass alle Kinder ein ursprüngliches Bedürfnis nach zwischenmenschlicher Nähe zu ihrem primären Versorger verspüren. Das Kind passt sich durch sein Interaktions- bzw. sein Bindungsverhalten seinen primären Bezugspersonen an.

Wie entwickeln sich Bindungsstile in der Kindheit?

Das Bindungsverhalten besteht beim Kleinkind aus verschiedenen Verhaltensweisen wie Lachen, Schreien und Anklammern. Das heißt, Kinder nutzen alle verfügbaren internen und externen Quellen, um sich nach Trennung von ihrer Bezugsperson wieder zu beruhigen. Dieses Bindungssystem wird bei einem Gefühl subjektiver Bedrohung aktiviert. Sobald die Sicherheit zur Bindungsperson wieder hergestellt ist, wird das antagonistisch wirkende Explorationsverhaltenssystem wirksam, welches die Erkundung der Umgebung oder neuer Situationen ermöglicht, allerdings in ständiger Rückversicherung zur sicheren „Basis“ bzw. zur primären Bindungsperson [1]. In Abhängigkeit der Reaktion ihrer Bindungspersonen entwickeln Kinder bestimmte innere (Erwartungs-)schemata, auf deren Grundlage sie Vorhersagen über spätere Schlüsselsituationen treffen. Diese Schemata und die daraus folgenden Anpassungsprozesse erlauben Kindern, bzw. später Erwachsenen, zügige Rückschlüsse auf andere Interaktionen zu ziehen. Die Entwicklung eines spezifischen Bindungsstils bei einem Kind dient daher primär dem Zweck, die Effektivität sozialer Interaktion zu erhöhen und es vor Belastung schützen.

Wie wird Bindungsverhalten beim Erwachsenen aktiviert?

Für den Erwachsenen, dessen Bindungsverhalten durch gewisse stressassoziierte Situationen reaktiviert wird, geht es – ähnlich wie für den lernenden Säugling, der dieses Bindungssystem erstmalig entwickelt hat – um die Reduktion von Stresserleben. Jene stressassoziierten Situationen umfassen etwa Momente, in denen es notwendig ist, Vertrauen zu einem Interaktionspartner aufzubauen oder Situationen der Trennung vom gewohnten sozialen Umfeld auszuhalten.

Hier wird die Relevanz der bindungstheoretischen Konstrukte für die klinische Arbeit deutlich, die im Erwachsenenalter u. a. Gesundheitsverhalten, Symptomverstärkung und die Arzt-Patienten-Beziehung wesentlich beeinflussen können [2].

1.3.2 Die vier Prototypen von Bindungsstilen

Es gibt unterschiedliche Klassifikationsformen von Bindungsverhalten; im deutschen Sprachraum wird meist zwischen dem sicheren und mehreren Kategorien unsicheren Bindungsverhaltens unterschieden.

Im Folgenden sollen vier „Prototypen“ erwachsenen Bindungsverhaltens beschrieben werden, wie sie von Bartholomew und Horowitz [3] definiert wurden. Jede Klassifizierung stellt dabei den Versuch einer Simplifizierung des zugrundeliegenden Kontinuums dar, auf dem sich das menschliche Interaktionsverhalten bewegt. Zusätzlich werden jedem Bindungstypen Charakteristika des individuellen Gesundheitsverhaltens zugeordnet, wie sie in Übersichtsarbeiten von Maunder und Hunter [4] und Brenk-Franz et al. [5] zusammengefasst wurden. Zudem erfolgen Hinweise für die individuelle Beziehungsgestaltung.

Der sichere Bindungsstil

Patienten mit sicherem Bindungsverhalten hatten feinfühlige Bezugspersonen und durften in ihrer Entwicklung ein weitgehend konsistent vermitteltes Gefühl von Sicherheit durch ihre Primärversorger erleben. Sie können sich flexibel an widrige Umstände anpassen. Im medizinischen Kontext bedeutet dies, dass die „Stress-Antwort" des Patienten auf eine Erkrankung für den behandelnden Arzt häufig leichter nachvollziehbar ist. Für den behandelnden Arzt eines solchen Patienten ist es einfacher, dessen Anamnese zu verstehen, Behandlungsratschläge zu kommunizieren und ein konstruktives, problemlösendes (Gesundheits-)Verhalten zu mobilisieren.

- Der Patient wirkt im Kontakt aufgeschlossen, offen und kooperativ.
- Er äußert keine häufigen Befürchtungen, sie sind angemessen zum Ausmaß der Beschwerden.
- Charakteristische Ressourcen des Patienten sind Selbstsicherheit, Anpassungsfähigkeit und Akzeptanz.
- Mögliche Auswirkungen auf die Behandlung bestehen in erleichterter Erhebung von Anamnese und Vermittlung der Behandlungsstrategie; er verfügt über gute Coping-Strategien (z. B. Einholen sozialer Unterstützung).
- Strategien für den Arzt wie *„Shared decision making"* sind in der Regel möglich.

Der unsicher-ambivalente Bindungsstil (engl. *preoccupied*)

Dieser Bindungsstil ist durch „abhängiges" Verhalten, einen verstärkten Ausdruck von Emotionen und ein intensives Bedürfnis nach Aufrechterhaltung von emotionaler Nähe charakterisiert. In ihrer Entwicklung erfuhren diese Patienten inkonsistent Sicherheit und Fürsorge. Es resultiert das Reaktionsmuster eines „hyperaktivierten" Bindungssystems: Ein chronisches Gefühl von Verletzbarkeit oder Gefahr löst eine defensive überschießende „Stress-Antwort" aus. Im medizinischen Setting zeichnen sich diese Patienten durch ein hohes Maß an Hypervigilanz aus, die ihre Aufmerksamkeit – beispielsweise für körperliche Symptome – deutlich verstärken kann. Patienten sind im Rahmen der Exploration eher mit sich und ihren eigenen Emotionen beschäftigt. Für den Arzt kann es sich daher schwierig gestalten, „harte Fakten" der Krankengeschichte zu erarbeiten. Solchen Patienten begegnet das medizinische Personal häufiger mit Distanz, was aber das hilfesuchende und anklammernde Verhalten paradox verstärkt. Menschen mit diesem Bindungsstil benötigen einen „führenden", klar strukturierten ärztlichen Stil und viel Unterstützung bei der Entscheidungsfindung.

- Der Patient wirkt im Kontakt anklammernd, hilflos, angespannt und mit sich selbst beschäftigt.
- Häufige Befürchtungen sind: „Mir kann nicht geholfen werden!"; „Man lässt mich allein mit meinem Leiden!"; „Ich werde abgelehnt/abgefertigt!"; ggf. Dramatisierung der Beschwerden.
- Charakteristische Ressourcen des Patienten bestehen nach sorgfältigem Beziehungsaufbau durch den Arzt in der Möglichkeit einer guten Compliance.

- Auswirkungen auf die Behandlung können „Doctor-hopping“ und Gereiztheit/ Ablehnung des medizinischen Personals sein.
- Dem behandelden Arzt sind ein sorgfältiger und Sicherheit vermittelnder Beziehungsaufbau wie auch ein strukturierter und unterstützender Behandlungsstil zu empfehlen.

Die Berücksichtigung des Bindungsstils hilft bei der Gestaltung einer differenzierten Gesprächstherapie.

Der unsicher-vermeidende Bindungsstil (engl. *dismissive*)

Er wird durch ein hohes Streben nach Autarkie seitens des Patienten und ein größeres Maß zwischenmenschlicher Distanz und Zurückhaltung bestimmt. In ihrer Entwicklung erlebten diese Patienten ihre Primärversorger als wenig umsorgend und schützend. Typischerweise begeben sich Patienten mit diesem Bindungsstil eher misstrauisch in ungewohnte stress-auslösende Interaktionen. Situationen, die ein gewisses Maß an Intimität oder Abhängigkeit erfordern, wirken auf solche Patienten aversiv. Nähe zum „Bindungspartner“, wie z. B. dem Arzt, wird daher eher vermieden und Signale persönlicher Schwäche werden unterdrückt. Symptome werden von diesen Patienten ggf. erst spät berichtet oder heruntergespielt. Die Entschlossenheit, Probleme eigeninitiativ zu lösen, kann zu Compliance-Schwierigkeiten führen. Patienten mit distanziertem Bindungsstil sollen alle Informationen erhalten, im therapeutischen Prozess ist ihnen weitgehend Entscheidungsfreiheit zu überlassen. Der Hausarzt hat aber dennoch die Aufgabe, die Therapieziele beharrlich zu verfolgen.

- Der Patient wirkt im Kontakt zurückhaltend bis abweisend, ggf. misstrauisch.
- Häufige Befürchtungen des Patienten sind: „Jetzt bin ich schwach und einem Fremden ausgeliefert!“; „Man will sich bei mir einmischen/mich meiner Unabhängigkeit berauben!“
- Charakteristische Ressourcen des Patienten bestehen in Eigenständigkeit und Autonomie.
- Mögliche Auswirkungen auf die Behandlung sind Bagatellisierung körperlicher und psychischer Beschwerden und das Nicht-Befolgen des Behandlungsplans („Ich löse das auf meine Weise!“).

Strategien für den Arzt sind die Akzeptanz der Autonomiebestrebungen und Entscheidungsfreiheit, was ihn von seiner bleibenden Verantwortung für die Gesundheit des Pastienten nicht entlässt.

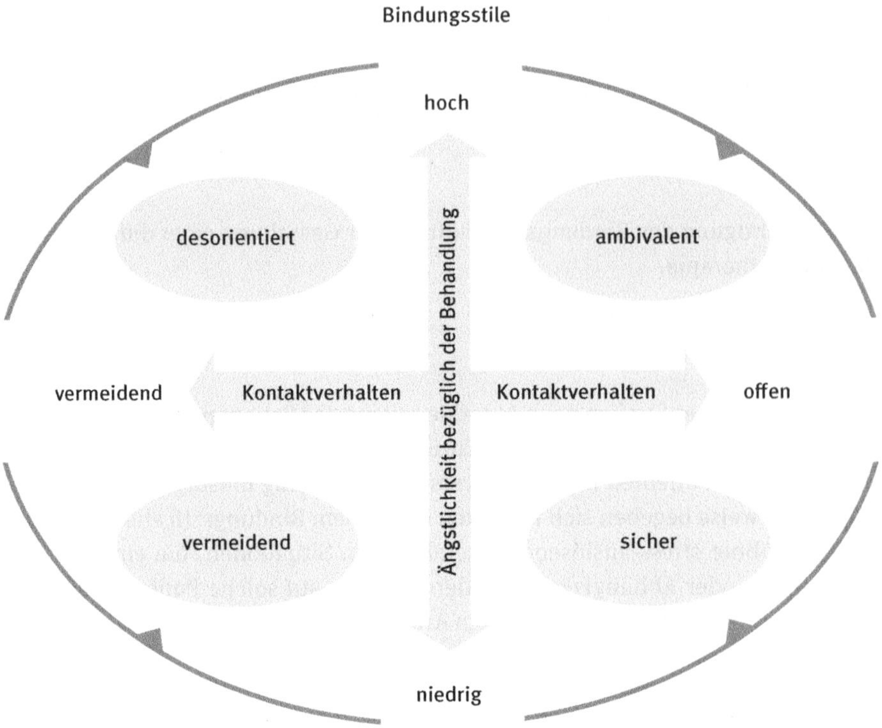

Abb. 1.1: Vierfeldertafel: Ausprägung von Vermeidung und Ängstlichkeit in Abhängigkeit von verschiedenen Bindungsstilen.

Der unsicher-desorganisierte Bindungsstil (engl. *fearful*)

Bei diesem Bindungstypus existiert ein inkonsistentes Spannungsfeld zwischen erhöhter Bindungsvermeidung und dem Bedürfnis nach Nähe zum „Bindungspartner". Den kindlichen Bedürfnissen wurde hier mit intensiver Abneigung bzw. mit Härte durch ihre primären Versorgungspersonen begegnet. Patienten mit desorganisiertem Bindungsstil reagieren oft „überschießend" in ihrer Stressantwort. Mit den Vertretern des unsicher-ambivalenten Bindungsstils teilen sie ein eher niedriges Selbstbewusstsein. Im Krankheitsfall resultiert bei diesen Patienten häufig eine schwierige, ambivalente Haltung zwischen der Signalisierung eines bestehenden Leidensdrucks und der Ablehnung medizinischer Behandlung im Sinne von: „Ich leide, hilf mir, aber komm mir nicht zu nahe." Bei diesen Patienten kann es wichtig sein, Sicherheit zu vermitteln, aber die persönlichen Grenzen zu wahren.

– Der Patient wirkt im Kontakt wechselhaft (abweisend-misstrauisch bis hilfesuchend), ggf. auch fordernd und aggressiv.
– Häufige Befürchtungen des Patienten sind: „Ich muss das Schlimmste befürchten!";„Ich bin nicht belastbar!"; „Ich werde in meinem Leiden nicht erkannt!"; „Ich kann Keinem vertraun!"

- Charakteristische Ressourcen des Patienten bestehen in der Fähigkeit, eine starke Beziehung zu seinem Arzt zu entwickeln, wenn er Vertrauen zu ihm aufgebaut hat.
- Mögliche Auswirkungen auf die Behandlung sind Dramatisierung und Katastrophisierung der Beschwerden mit ausufernden Darstellungen; Patienten wünschen sich viele Kontakte.
- Dem Arzt sind behutsamer Vertrauensaufbau und Gelassenheit bzgl. der Beziehungsgestaltung anzuraten.

Die Abbildung 1.1 verdeutlicht die unterschiedlichen Bindungsstile in Hinblick auf Ausprägung von Vermeidung und Ängstlichkeit.

Zusammenfassend kann eine Auseinandersetzung mit den unterschiedlichen Bindungsstilen die Kontaktaufnahme zu Patienten wesentlich erleichtern und die Arzt-Patienten-Beziehung stärken.

1.3.3 Literatur

[1] Ainsworth MD, Bell SM. Attachment, exploration and separation: illustrated by the behavior of one-year-olds in a strange situation. Child Dev 1970;41:49–67.

[2] Chiechanowski PS, Walker EA, Katon WJ, Russo JE. Attachment theory: a model for health care utilization and somatization. Psychosom Med 2002;64:440–667.

[3] Bartholomew K, Horowitz LM. Attachment styles amoung young adults: a four category model. J Pers SocPsychol 1991;61:226–44.

[4] Maunder RG, Hunter JJ. Assessing patterns of adult attachment in medical patients. Gen Hosp-Psychiat 2009;31:123–130.

[5] Brenk-Franz K, Strauß B, Ciechanowski P, Schneider N, Gensichen J. Entwicklungspsychologische Konstrukte für die Primärversorgung. Z Allg Med 2011;87(3):127–42.

Ronald Burian

1.4 Strategien zur Förderung von Akzeptanz

> Gott, gib mir die Gelassenheit, Dinge hinzunehmen, die ich nicht ändern kann; den Mut, Dinge zu ändern, die ich ändern kann und die Weisheit, das eine vom anderen zu unterscheiden.
> (Das Gelassenheitsgebet wird verschiedenen Urhebern zugeschrieben, höchstwahrscheinlich stammt es vom deutsch-amerikanischen Theologen, Philosophen und Politikwissenschaftler Reinhold Niebuhr.)

1.4.1 Grundlagen

Akzeptanz ist ein Kernelement psychischer und körperlicher Gesundheit. Gesprächsstrategien, mit denen sich Akzeptanz fördern lässt, geraten zunehmend in den Fokus präventiver und therapeutischer Maßnahmen sowohl bei stressassoziierten Störungen als auch bei chronischen körperlichen Erkrankungen [1]. Akzeptanz im Sinne von Gesundheitsförderung und Salutogenese kann verstanden werden als Offenheit gegenüber allem, was ist: Wie kann ich eine Haltung entwickeln, durch die ich sowohl die positiven als auch die schwierigen Seiten meines Lebens annehmen und bewältigen kann? Offenheit, Präsentsein im „Hier und Jetzt“ und werte-orientiertes Handeln sind die Grundlagen psychischer Flexibilität. Mit psychischer Flexibilität gelingt es uns, auch in den schwierigsten Lebenssituationen die innere Balance zu finden und die Orientierung auf das zu bewahren, was uns im Leben wirklich wichtig ist [2].

> Akzeptanz ist ein Kernelement psychischer und körperlicher Gesundheit. Offenheit gegenüber schwierigen Lebenssituationen ermöglicht psychische Flexibilität und die Orientierung auf Wesentliches.

Es erscheint nachvollziehbar, dass eine solche Haltung gerade dann hilfreich ist, wenn es um Probleme geht, die sich nicht einfach lösen, kontrollieren oder beseitigen lassen. Alltagsbeispiele dafür sind z. B.: die belastende Pflege nahestehender Angehöriger oder etwa eine überfordernde Arbeitsbelastung bei gleichzeitiger Abhängigkeit vom Arbeitsverhältnis usw. Das Gleiche gilt auch für die Bewältigung chronischer Erkrankungen, wie z. B. therapieresistenter Schmerzen, Herz- oder dialysepflichtiger Niereninsuffizienz oder gar Krebs, um nur einige Beispiele zu nennen. In modernen psychotherapeutischen Ansätzen, wie z. B. in der sogenannten „Dritten Welle der Verhaltenstherapie“ (Akzeptanz- und Commitment-Therapie (ACT), *Mindfulness Based Cognitive Therapy* (MBCT), Dialektisch-Behavioralen Therapie (DBT), Weisheitstherapie u. a.) finden sich hierbei in einem neuen Licht wissenschaftlich fundierte Konzepte Prinzipien wieder, deren Wurzeln auf jahrhundertealte Traditionen europäischer (u. a. Stoizismus, christliche Ethik, humanistische Philosophie), aber auch fernöstlicher Philosophien und Religionen (u. a. Buddhismus, Taoismus) zurückgehen [3–5]. Ein

Fallbeispiel, in dem Interventionen aus der Weisheitstherapie im ärztlichen Praxisgespräch angewendet werden, findet sich im Kapitel 2.2.3.

Wir können uns der Förderung von Akzeptanz leicht nähern, wenn wir konzeptuell zwischen zwei Funktions-Modi des menschlichen Verstandes unterscheiden:
1. dem Problemlöse-Modus und
2. dem Beobachter-Modus.

1.4.2 Der Problemlöse-Modus („*The problem-solving mind*")

Auf diesen Modus sind wir als Angehörige der westlich-industriellen Kulturen bestens trainiert. Das Motto lautet: „Für jedes erdenkliche Problem muss es eine praktische Lösung geben". Unser Verstand funktioniert in diesem Modus bei der Planung und Lösung praktischer oder technischer Aufgaben meist sehr effizient. Dies trifft auf einfache Probleme ebenso zu (z. B. morgens aufstehen und zur Arbeit gehen) wie für komplizierte (z. B. eine Fernreise planen oder sogar den Bau eines Flughafens konzipieren). Ohne den Problemlöse-Modus könnten wir im Alltag kaum bestehen.

Dennoch, hierbei gibt es einen Haken: Unser Verstand will das, was bei der praktisch-technischen Lösung von Aufgaben gut wirkt, auch auf die Bewältigung intra-psychischer Prozesse anwenden. Hierbei stellen sich allerdings erhebliche Schwierigkeiten ein, oft ohne dass wir es bemerken, dass es unser eigener Verstand ist, der uns z. T. buchstäblich in die Sackgasse führt. Der Grund hierfür ist, dass wir psychische Ereignisse wie Gedanken, Gefühle oder auch Körperempfindungen nicht in der gleichen Art und Weise kontrollieren können wie praktische Handlungen oder technische Abläufe. Wenden wir jedoch beharrlich im Problemlöse-Modus unsere Kontrollversuche auf Gedanken und Gefühle an, werden diese erst recht zum Problem.

Unser Verstand funktioniert im Rahmen des Problemlösemodus zur Realisierung praktischer und technischer Aufgaben. Zur Lösung intrapsychischer Prozesse ist er weniger gut anwendbar.

Beispiele

Frau L. (22 J.) versucht nach einer Panikattacke in einer überfüllten U-Bahn beständig, Angst zu vermeiden: „Die Angst war schrecklich, das darf nie wieder vorkommen.". Der Verstand im Problemlöse-Modus wählt die logische Strategie, sich der angstauslösenden Situation einfach nicht mehr auszusetzen. Frau L. vermeidet nun das U-Bahnfahren. Aber mehr als das: Es kommt zur „Angst vor der Angst". Auch andere angstauslösende Situationen werden vermieden. Letztlich fühlt sie sich nicht mehr imstande, ihre Wohnung zu verlassen.

Herr M. (43 J.) hat eine hohe Arbeitsbelastung. Er schläft schlecht und kann auch abends kaum entspannen. Seine Maxime, seine innere Regel ist jedoch: „Du darfst dir keine Blöße geben". Im Problemlöse-Modus versucht er weiterhin alles zu schaffen, macht Überstunden und nimmt Arbeit mit nach Hause. Letztlich stellen sich Bluthochdruck, Tinnitus und ein chronisches Erschöpfungssyndrom ein. Es folgt eine lange Krankschrift, er verliert die Arbeit und verfällt in einen enttäuschten und depressiven Zustand.

Vermeidung schwieriger Gedanken und Gefühle sowie das rigide Befolgen innerer Regeln sind die Hauptmechanismen, mit denen wir im Problemlöse-Modus versuchen, unangenehme innere Ereignisse unter Kontrolle zu bringen. Allzu oft führen diese Strategien jedoch nicht zum gewünschten Ergebnis, sondern in einen „Teufelskreis".

1.4.3 Der Beobachter-Modus („*The observing self*" oder „*The wise mind*")

Im Beobachter-Modus kann unser Verstand eine offene akzeptierende und nichtwertende Haltung einnehmen. Wir nehmen wahr, was im „Hier und Jetzt" geschieht und lassen es zu. Egal, ob es angenehm ist oder nicht. Wir verschwenden keine Energie darauf, Gefühle, Gedanken oder Körperwahrnehmungen zu kontrollieren, die sich langfristig ohnehin nicht kontrollieren lassen. Unsere Energie können wir stattdessen dafür verwenden, zu tun, was uns wirklich etwas bedeutet. So kann z. B. ein Patient mit einer Angststörung durch die Stärkung des Beobachtermodus erlernen, seine Angst anzunehmen, wie sie eben ist.

Frau L. aus dem oben stehenden Beispiel könnte lernen, „sich der Angst zu öffnen" und mit dieser Haltung wieder am täglichen Leben teilzunehmen: U-Bahn fahren, Einkaufen gehen, sich mit Freunden treffen, zur Arbeit gehen und sich von der Angst dabei nicht abhalten lassen.

Herr M. könnte durch Stärkung des Beobachter-Modus lernen, sein Unbehagen und seine Selbstzweifel anzunehmen, die aufkommen, wenn die Arbeitsaufgaben überhandnehmen. Und vielleicht auch die Anspannung, die aufkommt, wenn er mit seinem Vorgesetzten über Möglichkeiten zur Reduktion der Belastung reden würde.

Unangenehme Gedanken und Gefühle wahrzunehmen, zuzulassen und dann aus dieser annehmenden Haltung heraus etwas zu tun, das in die richtige Richtung geht, bedeutet Akzeptanz und psychologische Flexibilität.

> Beobachter-Modus: Einnehmen einer akzeptierenden und nicht-wertenden Haltung, Zulassen, was im Hier und Jetzt geschieht.

1.4.4 Praktische Anwendung

Was lässt sich davon in der Allgemeinarztpraxis anwenden? Das Grundprinzip besteht darin, dem Patienten behutsam bewusst zu machen, dass die Strategien des Verstandes im Problemlöse-Modus sein Problem aufrechterhalten oder sogar verstärken. Zugleich wird die Bereitschaft gefördert, den Beobachtermodus einzunehmen und zu stärken. Das klingt vielleicht etwas kompliziert, wird aber leichter handhabbar, wenn wir in folgenden vier Schritten vorgehen:

1. das Problem und die Erwartungen des Patienten verstehen,
2. erfragen, wie der Patient selbst versucht hat, sein Problem zu lösen,
3. die Diskrepanz zwischen den Lösungsvorschlägen des Verstandes und dem langfristigen Erfolg bzw. Misserfolg für die Lebensqualität herausstellen,
4. die alternative Sichtweise stärken: den Beobachter-Modus.

Zu 1.: Das Problem und die Erwartungen des Patienten an die Behandlung verstehen

Hier helfen Formulierungen wie: „Bitte ermöglichen Sie es mir zu verstehen, wie ich Ihnen am besten helfen kann. Vervollständigen Sie einmal den Satz: Wenn mir die Behandlung etwas gebracht hat, dann erkenne ich das daran, dass ...“.

Es ist hilfreich, dann die Antwort des Patienten mit eigenen Worten zu umschreiben. Das Problem kann dadurch in einem für den Patienten neuen Kontext dargestellt werden. Dabei kann bereits die Perspektive eingeführt werden, dass das vorrangige Problem die rigide Aktivität des Problemlösemodus darstellt, z. B.: „Ich verstehe Sie so, dass es Ihnen um Ihren länger bestehenden Tinnitus geht und Ihr Verstand Ihnen sagt, es müsse einen Weg geben, ihn ganz loszuwerden, bevor Sie Ihr Leben wieder leben können. Ist das richtig?“

Zu 2.: Erfragen, wie der Patient selbst versucht hat, sein Problem zu lösen

Grundsätzlich gilt: Jedes menschliche Verhalten ist der Versuch, ein Problem mit den Mitteln zu lösen, die dem Betreffenden zurzeit zur Verfügung stehen. Aus der Perspektive eines Dritten, z. B. des Arztes, mag dabei vieles unverständlich oder gar unvernünftig erscheinen. Ohne das Verständnis dieser Innensicht des Betreffenden wird es uns aber kaum gelingen, dem Patienten die Haltung der Akzeptanz zu vermitteln. Offene Fragen können dieses Verständnis fördern: „Was haben Sie bisher unternommen, um das Problem zu bewältigen?“

Zu 3.: Die Diskrepanz zwischen den Lösungsvorschlägen des Verstandes und dem langfristigen Erfolg für die Lebensqualität herausstellen

Hier kommt es darauf an, das unter Punkt 2 Gesagte aufzugreifen: Erst fasst der Arzt zusammen, was der Patient versucht hat und stellt klar, dass er die Problemlöse-

Strategie, die hinter den Lösungsversuchen stand, durchaus nachvollziehen kann. Zugleich wird aber die Diskrepanz zwischen den Lösungsvorschlägen des Verstandes und dem Erfolg der Lösungsversuche dargestellt. Nach dem Erfolg sollte in einer nichtwertenden Art und Weise gefragt werden, z. B.: „Sie haben wirklich viel versucht, um den Tinnitus in den Griff zu bekommen, waren beim HNO-Arzt, ließen sich Infusionen geben, nahmen Medikamente ein, schonten sich und schraubten die Aktivitäten mit der Familie zurück. Ihr Verstand sagt Ihnen: „Erst musst du den Tinnitus in den Griff bekommen, dann kannst du wieder richtig leben. Das Problem muss erst gelöst werden. Aber wie funktioniert das für Ihr Leben, wenn Sie da auf Ihren Problemlöser-Verstand hören? Sind Sie Ihrem Leben – Familie, Arbeit, Gesundheit – wie Sie es eigentlich führen möchten, wirklich näher gekommen?“

Zu 4.: Die alternative Sichtweise stärken: den Beobachter-Modus

Das Hauptziel besteht darin, dem Patienten den Unterschied zu vermitteln: „Du hast einen Verstand, aber du bist mehr als dein Verstand“. Unser Verstand hat viele gute Vorschläge, aber manchmal hilft es mehr, zurückzutreten und zu beobachten, als den Lösungsvorschlägen zu folgen.

Im Beobachter-Modus gibt es keine schnellen Vorschläge, sondern die Akzeptanz dessen, was nicht zu ändern ist. Gelassenheit. Und die Möglichkeit, Alternativen zu finden, die uns dem Leben wieder näher bringen: „Können Sie das einmal bewusst wahrnehmen: Ihr Verstand sagt Ihnen ‚Der Tinnitus muss weg!‘ Aber alle Versuche, den Tinnitus zu beseitigen, haben bislang eher dazu geführt, dass Sie sich von der Familie zurückgezogen haben und auch Ihre Freunde nicht mehr regelmäßig treffen ... Wenn Sie sich das wie ein Beobachter anschauen: Ihr Verstand versucht, ein Problem zu lösen, was sich so vielleicht nicht lösen lässt. Könnte es vielleicht darum gehen, auf den Tinnitus eine andere Perspektive zu bekommen? Mit dem Tinnitus in einer anderen Art und Wiese umzugehen. Eine Art und Weise, die es Ihnen möglich macht, wieder mehr am Leben teilzunehmen.“

1.4.5 Interventionen, die den Beobachter-Modus stärken

Wenn sich Patienten auf die unter Punkt 4 beschriebene Unterscheidung einlassen können, werden sie fragen, was dies denn bedeuten könne, in einer „anderen Art und Weise“ im Umgang mit schwierigen Gedanken, Gefühlen oder Funktionsstörungen umzugehen. Hier gibt es eine große Vielzahl von Interventionen, die sich aus dieser Frage ableiten. Die Auswahl der Interventionen richtet sich danach, wie wir als Ärzte die Selbstkompetenz des Betreffenden, aber auch das Ausmaß und den Grad der Chronifizierung der Störung einschätzen.

– Patienten, die gut reflektiert wirken und deren Problem nicht schwer ausgeprägt erscheint: Hier reicht zum Teil eine einfache Ressourcenaktivierung: „Gab es in

Ihrer Vergangenheit schon einmal eine Belastung oder ein Problem, was Sie nicht einfach „lösen“ konnten, sondern wo Ihnen Akzeptanz geholfen hat? Wie haben Sie das damals geschafft?
- Patienten, deren Problem stärker ausgeprägt ist: Vermitteln von Metaphern [4], Selbsthilfeliteratur [6], Einführen von Grundprinzipien der Achtsamkeit [7].
- Patienten mit geringer Reflektions- und Akzeptanzfähigkeit oder schwer ausgeprägter bzw. chronifizierter Störung: Motivation und Überweisung zu einer psychotherapeutischen Behandlung.

1.4.6 Fazit

Im Leben jedes Menschen tauchen Probleme auf, die sich nicht wie üblich mit den Mitteln unseres pragmatischen Verstandes lösen lassen. Dazu gehören: Enttäuschungen, Belastungen, Verluste, aber auch Erkrankungen wie chronische Funktionsstörungen, degenerative Erkrankungen oder auch Krebs. Hier führt uns unser eigener Verstand in eine Falle: Wir versuchen inneres Erleben (schwierige Gedanken, Gefühle oder Körperempfindungen, wie z. B. Erschöpfung oder Schwäche etc.) genau so zu kontrollieren oder als „Problem zu lösen“ wie äußere Ereignisse.

Wenn es uns gelingt, unseren Patienten diese Unterscheidung zu vermitteln und mit innerem Erleben in einer annehmenden Weise umzugehen, heißt das, ihre Fähigkeit zur Akzeptanz zu stärken. Psychische Flexibilität und Akzeptanz sind Kernprozesse, die es uns und unseren Patienten ermöglichen, mit jeglichen Belastungen in einer hilfreichen Art und Weise umzugehen. Dies trifft den Grundansatz der Salutogenese.

1.4.7 Literatur

[1] Geuenich K. Akzeptanz in der Psychoonkologie. Stuttgart: Schattauer Verlag, 2012.
[2] Flaxman PE, Bond F, Livheim E. Achtsam und erfolgreich im Beruf. Mit ACT die psychische Gesundheit am Arbeitsplatz stärken. Paderborn: Junfermann Verlag, 2014.
[3] Hayes S, Follette V, Linehan M. Achtsamkeit und Akzeptanz. Das Erweitern der kognitiv-behavioralen Tradition. Tübingen: dgvt- Verlag, 2012.
[4] Baumann K, Linden M. Weisheitskompetenzen und Weisheitstherapie: Die Bewältigung von Lebensbelastungen und Anpassungsstörungen. Lengerich: Pabst Science Publishers, 2008.
[5] Schmidt H, Hrsg. Epiktet: Handbüchlein der Moral und Unterredungen. Stuttgart: Alfred Kröner Verlag, 1984.
[5] Wengenroth M. Das Leben annehmen. So hilft die Akzeptanz- und Commitmenttherapie (Selbsthilfebuch). Bern: Verlag Hans Huber, 2012.
[6] Michalak J, Heidenreich T, Williams JMG. Achtsamkeit. Fortschritte der Psychotherapie Band 48. Göttingen: Hogrefe Verlag, 2012.

Georg Kremer

1.5 Änderungsmotivation auf den Punkt gebracht – die Motivierende Gesprächsführung (MGF)

Die MGF (engl. Motivational Interviewing) ist ein empathischer und gleichzeitig direktiver Beratungsstil, der vor etwa 30 Jahren von William Miller und Stephen Rollnick in der Arbeit mit Suchtkranken entwickelt wurde und seitdem eine sprunghafte Verbreitung weit über die Suchterkrankung hinaus in psychosoziale und somatische Arbeitsbereiche erfahren hat. Metaanalysen von randomisierten und kontrollierten Studien über unterschiedliche Problemfelder belegen die wissenschaftliche Evidenz dieses Beratungsansatzes. Miller u. Rollnick betonen, dass ein empathischer Beratungsstil, der den Patienten in seinem gewählten Verhalten ernst nehme und den Versuch des umfassenden Verständnisses insbesondere ambivalenter Einstellungen vermittle, dazu geeignet sei, das Maß des Widerstands auf Seiten der Patienten gering zu halten, während ein konfrontativer Beratungsstil „mit Veränderungsdruck“ eher Widerstand provoziere. Die MGF ist somit ein Konzept, das dem Arzt die Gelegenheit eröffnet, mit den ambivalenten Einstellungen seiner Patienten gegenüber Verhaltensänderungen im Lebensalltag besser umzugehen. Dies kann zum einen dazu führen, dass sich der Patient über seine Möglichkeiten und Grenzen klarer wird und realistische Ziele entwickelt. Zum anderen kann es dem Arzt helfen, sich individuell angemessen zu engagieren und die bestehenden Ressourcen sinnvoll und ökonomisch einzusetzen.

Viele Patienten in der hausärztlichen Praxis sind im Hinblick auf eine Änderung der Lebensgewohnheiten sehr unterschiedlich motiviert. Ein Modell der Entwicklung von Veränderungsmotivation, das sog. „Transtheoretische Modell“ entwickelten Prochaska u. DiClemente. Sie unterscheiden fünf Stadien der Veränderungsmotivation, die spiralförmig aufeinander aufbauen und im Rahmen eines Veränderungsprozesses mehrfach durchlaufen werden können (s. Tab. 1.1).

Tab. 1.1: Fünf Stadien der Veränderungsmotivation (nach Prochaska u DiClemente).

(1) Absichtslosigkeit	Es besteht aktuell kein Interesse an einer Veränderung.
(2) Absichtsbildung	Patient denkt über eine Veränderung nach, ist aber noch unentschlossen.
(3) Vorbereitung	Eine Entscheidung zur Veränderung ist getroffen.
(4) Handlung	Erste Schritte der Veränderung sind getan.
(5) Aufrechterhaltung	Der Veränderungsprozess wird über einen längeren Zeitraum aufrecht erhalten und führt langfristig zu einem dauerhaften Ausstieg.

Patienten können grundsätzlich einem dieser Stadien zugeordnet werden. Eine entsprechende Zuordnung verlangt wiederum angemessene Interventionen auf Seiten des Arztes.

Die MGF basiert auf drei Grundvoraussetzungen einer gelingenden therapeutischen Beziehung [5]:
1. Partnerschaftliche Zusammenarbeit: Behandlung geschieht auf Augenhöhe mit einem gemeinsam gestalteten und getragenen Entscheidungsfindungsprozess.
2. Anregung: Patienten werden ermutigt, eigene Ideen der Verhaltensänderung zu entwickeln, anstatt sie mit gutgemeinten ärztlichen Ratschlägen zu überfordern.
3. Respekt vor der Autonomie: Das ärztliche Handeln ist nicht nur vom Ergebnis her zu bewerten. Letztlich entscheiden Patienten aus subjektiven Gründen selbst, was sie tun.

Das konkrete Vorgehen der MGF verfolgt vier Grundprinzipien:
1. dem Reflex widerstehen, Patienten zu korrigieren: Oft meinen wir besser zu wissen, was für den Patienten gut und gesund ist. Tatsache ist, dass viele Patienten dies einerseits auch so sehen wie wir, andererseits aber auch die Kraft der „ungesunden" Motive respektiert sehen wollen. Ein „Streitgespräch", in dem der Arzt die (vermeintlich gesunde) Seite und der Patient die (vermeintlich ungesunde) Seite vertritt, ist unfruchtbar,
2. die Motivation der Patienten verstehen: Wir müssen uns für die Sorgen, Werte und Motive der Patienten interessieren. Das Erleben unseres Interesses ist vielleicht der stärkste Wirkfaktor auf Seiten der Patienten, wenn es darum geht, im eigenen Leben Änderungen einzuleiten (s. Kapitel 1.6),
3. dem Patienten gut zuhören: Zuhören ist mindestens so wichtig wie informieren. Zuhören vermittelt dem Patienten, dass der Arzt an seiner individuellen Lebenssituation interessiert ist und fördert so seine Veränderungsmotivation und
4. den Patienten stärken: Änderungen im Lebensalltag muss der Patient selbst bewältigen. Der Arzt kann durch gezieltes Stärken von Zuversicht und Erarbeiten der realistischen Möglichkeiten zu einem begründeten Optimismus beitragen.

Der Kommunikationsstil wechselt je nach Phase des Gesprächs zwischen drei Varianten, die unterschiedliche Fertigkeiten erfordern:
- Lenken: informieren, klaren Rat geben, verordnen, Verantwortung übernehmen
- Folgen: fragen, zuhören, verstehen, vertrauen
- Begleiten: Optionen anbieten, diskutieren, Eigenverantwortung achten.

Die MGF erfordert Kompetenzen in allen drei Kommunikationsstilen und entsprechenden Fertigkeiten. Je nach Inhalt und Zielsetzung der Konsultation erhalten sie wechselnde Gewichtungen. So kann es sinnvoll sein, zu Beginn einer Konsultation zunächst zu folgen, im weiteren Verlauf bzw. bei den nächsten Konsultationen zu lenken und schließlich zu begleiten. Ein Arzt, der MGF ernst nimmt, ist flexibel und passt seinen Kommunikationsstil dem jeweiligen Bedarf des einzelnen Patienten an.

Um MGF in die eigene ärztliche Gesprächsführung zu integrieren, empfiehlt sich neben dem Selbststudium einschlägiger praxisorientierter Lehrbücher der Besuch eines entsprechenden Kurses mit praktischen Übungen und Festigung des Gelernten im Rollenspiel.

Die motivierende Gesprächsführung ist ein empathischer Beratungsstil, der dem Haussarzt in einer Vielzahl von Beratungsanlässen hilft, salutogene Ressourcen seiner Patienten zu fördern.

1.5.1 Literatur

[1] Miller WR, Rollnick S. Motivierende Gesprächsführung. Freiburg: Lambertus-Verlag, 2015.
[2] Rollnick S, Miller WR, Butler CC. Motivierende Gesprächsführung in den Heilberufen. Core-Skills für Helfer. Lichtenau: Verlag G. P. Probst, 2012.
[3] Rosengren DB. Arbeitsbuch Motivierende Gesprächsführung. Lichtenau: G. P. Probst Verlag Lichtenau, 2012.
[4] GK Quest Akademie GmbH. Informationen zu Fortbildungskursen zur Motivierenden Gesprächsführung. Verfügbar unter: http://www.gk-quest.de. Letzter Zugriff April 2016.

Ronald Burian

1.6 Werte und Sinnhaftigkeit als Lebensorientierung: Gesprächstechniken zur Förderung von Verhaltensänderungen

Wer ein Warum zum Leben hat, erträgt fast jedes Wie.
(Viktor Frankl in Anlehnung an Friedrich Nietzsche) [4]

1.6.1 Grundlagen

Verhaltensänderungen erfordern ein „Warum" und ein „Wie". In der Allgemeinmedizin bezieht sich das „Warum" häufig auf Probleme, bei denen der Arzt der Meinung ist, dass der Patient sein Verhalten oder seinen Lebensstil im Sinne der Gesundung oder der Gesunderhaltung ändern sollte. Das bedeutet aber für den Patienten, Gewohntes zu hinterfragen und Selbstverständlichkeiten aufzugeben. Wenn wir uns jedoch selbst einmal dazu befragen, wird schnell klar, wie schwierig das sein kann: Wem würde es leicht fallen, von Heute auf Morgen z. B. auf das leckeres Stück Schokotorte, ein Steak vom Grill oder das Glas Bier in fröhlicher Runde zu verzichten, um stattdessen mit hängender Zunge Laufrunden im Park zu drehen?

1.6.2 „Wer ein Warum zum Leben hat ..."

Setzt der Arzt die Bereitschaft zu Verhaltensänderungen bei Patienten ungefragt voraus, kann dies der Knackpunkt in der Arzt-Patienten- Beziehung werden. Es ist also notwendig, im Patientengespräch überhaupt erst einmal den Stand der Motivation festzustellen, bevor an der Umsetzung gearbeitet wird. Dies klingt mühselig und zeitaufwendig. Wenn man aber darüber nachdenkt, spart ein solches Vorgehen letztlich viel Zeit und Ärger. Weiß der Arzt, dass der Patient noch gar nicht an dem Punkt ist, wo er einsieht, dass eine Verhaltensänderung wichtig für ihn sein könnte, spart er Zeit, lang und breit Verordnungen zu verschreiben, die der Patient doch nicht umsetzen wird. Außerdem beugt dies auch Enttäuschungen und Frustration auf beiden Seiten vor. Ein sehr pragmatisches Vorgehen zum Feststellen und Fördern von Motivation wurde mit der Technik der „Motivierenden Gesprächsführung" (Motivational Interviewing) nach Miller und Rollnick [1] entwickelt. Diese Gesprächstechnik wird etwas genauer im Kapitel 1.5 dargestellt.

1.6.3 „... erträgt fast jedes Wie“

Ist mit dem Patienten die Frage geklärt, welche wirklich wichtigen Beweggründe er haben könnte, ein gewohntes, aber gesundheitsschädigendes Verhalten zu ändern und sich den Mühen der Verhaltensänderung auszusetzen, kann man gemeinsam den nächsten Schritt gehen: das „Wie“. Hier entwickelt der Patient mit Hilfe des Arztes konkrete Schritte, wie die gewünschte Verhaltensänderung umgesetzt werden kann. So könnte es z. B. bei einem übergewichtigen Schmerzpatienten darum gehen, ihn erstens durch Klärung seiner „Lebenswerte“ (s. u.) zu sportlichen Aktivitäten und zur Gewichtsreduktion zu motivieren und im zweiten Schritt konkrete Vereinbarungen über den Aufbau von Kondition und Veränderung des Ernährungsplanes zu treffen. Auch hier sollte der Arzt darauf achten, das Ausmaß der konkreten Schritte an den Stand der Motivation und die Möglichkeiten des Patienten geschickt anzupassen.

1.6.4 Welche Rolle spielen Werte bei der Arbeit an der Veränderungsmotivation?

Im Kapitel zur Akzeptanz ging es darum, die Bereitschaft zu fördern, schwierige Gedanken und Gefühle nicht zu vermeiden, sondern sie anzunehmen. Dies ist im Kontext einer ärztlichen Behandlung kein Selbstzweck. Offenheit gegenüber schwierigen Gedanken und Gefühlen ist eine Grundvoraussetzung, den Blick frei zu haben, wohin es im Leben eigentlich gehen soll. Was unseren Patienten im Grunde ihres Herzens wichtig ist, ist der stärkste Aktivator, wenn wir sie zu Verhaltensänderungen bewegen möchten: Hier geht es also um individuelle Werte, um „Lebenswerte“ [2].

Die Klärung von Werten, also dessen, was im Leben wirklich bedeutungsvoll ist, spielte bereits in den Ansätzen der humanistischen Therapie eine große Rolle [4]. Mit Werten ist hierbei nicht das gemeint, was andere von uns verlangen oder was gesellschaftlich anerkannt ist (Erfolg, Karriere, Geld usw.). Mit der Erkundung wertegeleiteter Lebensrichtungen sprechen wir eine tiefere Sinnhaftigkeit an, nämlich das, wofür unser Leben stehen soll.

Werte verstehen wir hier im Sinn von Orientierungen für ein als wichtig und wertvoll empfundenes Leben. Solche Werte lassen sich am besten in Handlungsentwürfen ausdrücken. Diese werden eher als Verben oder Adverbien formuliert, nicht als Substantive. Also nicht „Familie“, „Gesundheit“ oder „Arbeit“, sondern z. B.:

- „ein/e fürsorgliche/r Mutter/Vater für meine Kinder sein“,
- „ein/e liebevolle und zuverlässige/r Partner/in sein“
- „für meinen Körper, meine Gesundheit sorgen“
- „ein/e engagierte/r Kollege/in auf der Arbeit sein, mich einbringen“ u. v. m.

Werte wie diese lassen sich niemals endgültig erreichen, wie z. B. „ein Haus zu besitzen“, „Kinder zu haben“ oder „Abteilungsleiter zu werden“. Sie lassen sich jedoch wie Wegweiser als langfristige Richtungsgeber nutzen. Wenn wir unsere Patienten nach ihren Werten fragen, eröffnen wir damit eine sehr persönliche Diskussion: „Wie würde Ihr Leben aussehen, wenn Sie es frei wählen könnten?“ „Was wäre Ihnen wirklich wichtig?“ [3]. Wir erreichen dadurch in der Behandlung eine individuelle Orientierung der Veränderungsmotivation.

1.6.5 Wann ist es sinnvoll, das Thema auf Werteklärung zu bringen?

Fast jeder Arzt kennt Behandlungssituationen, in denen er den Patienten am liebsten schütteln möchte, um eine Entscheidung oder Verhaltensänderung zu erreichen, wenn er trotz aller guten Ratschläge an seinen gewohnten Verhaltensweisen festhält. Da wäre zum Beispiel der Angestellte mit „Raucherbein“, der nicht von den Zigaretten lassen kann oder die übergewichtige Pensionärin, die sich trotz Rückenschmerz zwar in die Konditorei, nicht aber ins Fitnessstudio schleppt.

Diese Patienten treffen für sich eine meist nicht bewusste Entscheidung: Sie wählen zwischen der Unlust, die dabei entsteht, wenn man auf etwas verzichten (Nikotin, Zucker) und sich anstrengen muss (Fitnessstudio) und dem – vielleicht nur kurz anhaltenden Lustgefühl sich „etwas zu gönnen“. Sie entscheiden sich dabei für das Letztere: Es ist ein normales menschliches Verhalten, Unlustgefühle kurzfristig zu kontrollieren und zu vermeiden. Dabei ist uns meist nicht bewusst, dass wir uns mit diesen Entscheidungen oftmals Schritt für Schritt von dem weg bewegen, was uns wirklich etwas bedeutet: körperliche Gesundheit und Leistungsfähigkeit, mit anderen gemeinsam etwas zu erleben können, für die Familie da sein zu können etc.

Wenn wir es mit Patienten zu tun haben, die durch den andauernden Versuch, Unlust zu vermeiden, erhebliche Einbußen bei Gesundheit und Lebensqualität aufweisen, ist es sinnvoll, das Arztgespräch auf Werte zu bringen [5].

1.6.6 Wie bringe ich das Thema Werte zu Sprache?

Eine gute Möglichkeit, zum Thema Werte zu kommen, bietet sich, indem die Beschwerden des Patienten direkt aufgegriffen werden. Wenn die übergewichtige Patientin beispielsweise über ihre Rückenschmerzen klagt, könnte die Frage lauten:

- „Angenommen, Ihre Schmerzen würden Sie nicht mehr beeinträchtigen ... und Sie könnten sich wieder frei bewegen: Wie würde Ihr Leben dann aussehen?“
- „Was würden Sie unter diesen Voraussetzungen tun, was Ihnen eigentlich wichtig ist?“
- „Wofür würden Sie Ihre wieder gewonnene Bewegungsfähigkeit nutzen, wenn Sie frei darüber entscheiden könnten?“

Oft wissen die Patienten auf solche Fragen spontan wenig zu antworten. Wertefragen haben einen „Überraschungseffekt“. Das ist vollkommen normal und in Ordnung.

Geben sie ihnen Zeit, es lohnt sich. Sie können die Patienten auch bitten, sich diese Fragen bis zum nächsten Besuch bei ihnen durch den Kopf gehen zu lassen, vielleicht sogar etwas aufzuschreiben.

1.6.7 Wie mache ich weiter, wenn der Patient die Beantwortung solcher Fragen vermeidet?

Es kann neben dem „Überraschungseffekt“ mehrere Gründe geben, dass Patienten diese Fragen nicht oder kaum beantworten:
- Vielleicht denkt ein Patient, dass es merkwürdig ist, wenn der Hausarzt solche Fragen stellt. Hier kann es helfen, den Hintergrund klarzustellen: „Wissen Sie, mir ist es wichtig, dass wir bei Ihrer Gesundheit an einem Strang ziehen. Dafür muss ich wissen, wo Sie eigentlich hinwollen, was Ihnen wirklich wichtig ist. Etwas für die Gesundheit zu tun, kann harte Arbeit bedeuten. Und für harte Arbeit braucht man gute Beweggründe um durchzuhalten.“
- Patienten können Schwierigkeiten haben, sich in das Thema hineinzudenken und sich über Werte klar zu werden. Hier helfen Fragen, die zum Perspektivwechsel anregen:

  > Stellen Sie sich vor, in fünf Jahren werden Ihre Arbeitskollegen im Fernsehen interviewt. Die Frage lautet: „Was für ein Mensch sind Sie als Arbeitskollege in den letzten Jahren gewesen? Was haben Sie für Ihre Kollegen bedeutet? Welche Rolle spielten Sie in deren Berufsalltag? – Was ist es, was Sie da aus tiefstem Herzen hören möchten. Was sollen die Kollegen über Sie sagen?“

- Für manche Patienten kann es ein sehr schmerzhafter Prozess sein, sich dem zu nähern, was vielleicht schon über Jahre verloren gegangen ist. Sollte dies der Fall sein und Ihr Patient erscheint zum Zeitpunkt des Gespräches überfordert, ist es wichtig, nicht „nachzubohren“, sondern den Patienten zunächst zu stützen. Wenn starke psychische Probleme oder eine psychische Störung (Angst, Depression etc.) damit verbunden sind, ist eine psychotherapeutische Mitbehandlung zu empfehlen.

Gemeinsam kleinschrittige, konkrete Veränderungspfade festlegen, um sich der Wertevorstellung anzunähern!

1.6.8 Vom Warum zum Wie

Wenn wir es erreicht haben, dass der Patient tatsächlich Kontakt zu seinen Werten aufnimmt und diese formulieren kann, ist es an der Zeit, den nächsten Schritt zu tun. Eine entsprechende Frage an den Patienten wäre:

- „Wenn Ihnen dies am Herzen liegt – Ihren Kindern ein zuverlässiger Vater zu sein – was wäre dann ein kleiner Schritt, der Sie vielleicht trotz Ihrer Beschwerden in diese Richtung bringt?“

Wenn der Patient benennen kann, welcher Schritt ihn ein Stück in die gewünschte Richtung bringt, ist einer konkreten Planung zu folgen:

Patient: „Ich könnte mir vornehmen, jeden Tag wenigstens eine Stunde etwas gemeinsam mit meinem Sohn zu machen.“

- Arzt: „Wirklich, das klingt, als würden Sie Ihrem Wert, ein zuverlässiger Vater zu sein, damit einen Schritt näher kommen.“ Weitere Fragen, die der Arzt dann Schritt für Schritt mit dem Patienten durchgeht, sind:
  - „Was könnten Sie zum Beispiel gemeinsam tun?“
  - „Wann ließe sich diese Stunde am besten in Ihren Tagesablauf einbauen?“
  - „Wie könnte das genau aussehen?“
  - „Wo wäre das möglich?“
  - „Wen würden Sie einbeziehen?“

Die fünf Fragen „Was? Wann? Wie? Wo? Mit wem?“ (5-W’s) dienen der Erhöhung der Verbindlichkeit und lassen aus einer vagen Vorstellung ein konkretes Projekt zur Verhaltensänderung werden. Je umschriebener und je machbarer dies geplant wird, desto höher ist die Wahrscheinlichkeit der Umsetzung durch den Patienten. Der Arzt sollte hierbei darauf achten, dass der Patient den Änderungsschritt nicht zu groß wählt: „Lieber klein, aber realistisch“; „Einmal angefangen, ist besser als 1000-mal geplant“. Außerdem macht es sich bezahlt, den Patienten zu motivieren, sein Vorhaben gegenüber anderen nahestehenden Personen zu kommunizieren und sich damit selbst stärker zu verpflichten: „Wer sollte davon wissen?“

Und erneut: Wann immer im Prozess von Verhaltensänderungen Barrieren auftauchen, sind es Werte und Sinnhaftigkeit, die unseren Patienten helfen können, den Blick für die Richtung zu bewahren und mit Schwierigkeiten in einer angemessenen Art und Weise umzugehen. Treten Rückschläge auf und ein Patient fällt in alte Muster zurück, sollte der Arzt das als normales menschliches Verhalten ansprechen: „Etwas zu ändern ist immer schwer“ und den Blick des Patienten wieder darauf lenken, warum es für ihn wichtig war, die Veränderung überhaupt anzustreben. „… und auch wenn es in dieser Woche nicht so gut geklappt hat und Ihr Verstand Ihnen sagt: „Das schafft du einfach nicht“ – ist es für Sie dann deshalb weniger bedeutsam, ein zuverlässiger Vater zu sein, der Vater, der Sie im Grunde Ihres Herzens gerne sein möchten? Lassen Sie uns schauen, wie ich Ihnen helfen kann, diesem Wert ein Stück näher zu kommen …“

1.6.9 Fazit

Verhaltensänderungen erfordern von unseren Patienten meist Überwindung und Anstrengung. Deshalb ist es wichtig, eine gute Basis dafür zu schaffen. An erster Stelle steht die Feststellung der Veränderungsmotivation. Gegebenenfalls muss die Motivation überhaupt erst erzeugt werden. Zur Förderung der Motivation lohnt es sich zu erfragen, was dem Patienten im Grunde seines Herzens wichtig ist: seine Werte. Diese Werte sind die Motoren der Veränderungsmotivation. Aus ihnen lassen sich dann konkrete Handlungsschritte ableiten, die der Patient in Richtung seiner Werte bereit ist zu gehen.

Werte sind starke Motoren für Veränderungsmotivation.

1.6.10 Literatur

[1] Rollnick S, Miller R, Butler J. Motivierende Gesprächsführung in den Heilberufen. Lichtenau: G. P. Probst Verlag, 2012.
[2] Hayes S, Strosahl K, Wilson K. Akzeptanz- und Commitment-Therapie: Achtsamkeitsbasierte Veränderungen in Theorie und Praxis. Paderborn: Junfermann Verlag, 2014.
[3] Harris R. ACT leicht gemacht. Ein grundlegender Leitfaden für die Praxis der Akzeptanz- und Commitment-Therapie. Freiburg: Arbor Verlag, 2011.
[4] Frankl V. Der Mensch vor der Frage nach dem Sinn. Eine Auswahl aus dem Gesamtwerk. München/Zürich: Piper Verlag, 1985.
[5] Pleger M, Burian R, Schade C, Diefenbacher A. Akzeptanz- und Commitmenttherapie (ACT). Z Klin Psychol Psychother 2014;43(4):241–50.

2 Exemplarisches Prozedere in Diagnostik und Therapie

2.1 Bei Menschen, die auf der Grundlage familiärer Stressoren symptomatisch werden

Vittoria Braun

2.1.1 21-jährige Kindergärtnerin mit Bauchschmerzen – Konflikt mit dominanten Mutter

Frau G., 21 Jahre alt, deren Familie die Hausärztin schon lange kennt, Kindergärtnerin, kommt kurz vor dem Ende der Spätsprechstunde, gestützt auf den Arm ihrer Mutter, weinend mit der lauten Klage, heftige Leibschmerzen zu haben.

Erste Konsulation

„Seit wann sind die Leibschmerzen aufgetreten, welchen Charakter haben sie, sind sie eher kolikartig oder dumpf, haben Sie auch Erbrechen, Durchfall oder Fieber? Wo genau im Bauch tritt der Schmerz auf, ist er abhängig von der Nahrungsaufnahme oder durch andere Tätigkeiten beeinflussbar?"	*Ärztin* erfragt die jetzigen Beschwerden.
„Die Schmerzen bestehen seit gestern und sind im Laufe des heutigen Tages schlimmer geworden. Sie sind eher diffus im ganzen Bauch, am stärksten im Bereich des Bauchnabels."	*Patientin und ihre Mutter* beantworten die Fragen gemeinsam.
„Meiner Tochter ist übel, Erbrechen, Durchfall und Fieber haben wir nicht. Sie hat fast nichts gegessen. Ich mache mir große Sorgen."	*Mutter der Patientin* Die 55-jährige Mutter übernimmt die Beantwortung der Frage.
„Es geht mir sehr schlecht! (Greift sich an den Bauch). Ich muss bestimmt operiert werden, meine Sachen für das Krankenhaus habe ich schon mitgebracht."	*Patientin*

(Nach dem Erheben der Anamnese schickt die Ärztin die Mutter der Patientin aus dem Sprechzimmer und bemerkt, dass Frau G. entspannter wirkt. Sie untersucht sie klinisch, kontrolliert sorgfältig die Appendizitis-Zeichen, untersucht auch rektal, führt sofort eine Laboruntersuchung (BB, CRP) und eine Sonographie des Abdomens durch.	*Ärztin* sorgfältiges Erheben des klinischen Status, technische Untersuchungen, Beruhigung der Patientin
Die Untersuchungen, während der die Patientin im Funktionsraum der Praxis liegt, dauern ca. 20 Minuten. Die Ärztin wendet sich ihr zu und vermittelt ihr das Gefühl, ihre Beschwerden ernst zu nehmen. Während dieser Zeit wird sie zunehmend ruhiger und sagt, dass die Schmerzen nachließen.) „Frau G., die Untersuchungen haben zum Glück ergeben, dass zum jetzigen Zeitpunkt keine akute schwerwiegende Erkrankung ihres Leibes vorliegt. Die Laborparameter sind völlig normal und deuten nicht auf eine Entzündung im Bauchraum hin. Allerdings sind diese Laborwerte nicht völlig sicher. Beispielsweise eine Blinddarmentzündung kann in ihrer Anfangsphase schwer diagnostizierbar sein. Wenn also erneut starke Bauchschmerzen auftreten, möchte ich Sie bitten, sich sofort ins Krankenhaus zu begeben. Hierfür gebe ich Ihnen vorsorglich einen Einweisungsschein mit. Ich hoffe, dass das nicht der Fall sein wird. Dann werden wir uns morgen zum Ende meiner Sprechstunde wiedersehen. Ich gebe Ihnen für den morgigen Tag eine Arbeitsbefreiung mit. Ernähren Sie sich bitte mit wenig leichter flüssig-breiiger Kost. Nehmen Sie kein Schmerzmittel ein, um das Krankheitsgeschehen nicht zu verschleiern!“	*Ärztin* Abwenden eines gefährlichen Verlaufs, engmaschige Kontrolle bei Bauchschmerzen!
„Danke, Frau Doktor, ich komme morgen wieder.“ (Am Arm ihrer Mutter geht sie nach Hause.)	*Patientin*

Zweite Konsultation

„Ich freue mich, Frau G., dass keine stationäre Aufnahme erforderlich war. Wie geht es Ihnen?“	*Ärztin*
„Es geht mir etwas besser. Die Leibschmerzen sind nicht völlig weg, und Appetit habe ich noch nicht.“	*Patientin*
„Sind diese Beschwerden in der letzten Zeit öfter aufgetreten und bemerken Sie einen Zusammenhang mit dem Essen oder zu anderen Begebenheiten?“	*Ärztin* „hakt nach“, da sie die Mutter der Patientin auch betreut und die schwierigen Familienverhältnisse kennt.
(Setzt sich plötzlich ganz aufrecht hin, so als habe sie jemand dazu aufgefordert.) „Ach wissen Sie, Frau Doktor, eine Abhängigkeit zur Nahrungsaufnahme besteht nicht, aber manchmal habe ich eine solche Wut im Bauch, dass ich das Gefühl habe zu platzen. Dazu kommt die Übelkeit und eine Unruhe, die ich nur schwer beherrschen kann.“	*Patientin*
„Sie haben eine solche Wut im Bauch, die sich schließlich als Schmerz äußert. Wird diese Wut durch etwas oder durch jemanden hervorgerufen?“	*Ärztin* einfühlendes Verstehen, Wiederholung der Feststellung der Patientin, gemeinsame Ursachenforschung
„Sie kennen ja meine Mutter. Sie ist Professorin an der Pädagogischen Hochschule und hört nicht auf, mir meinen Lebensweg vorzuschreiben. Schon wenn sie zur Haustür hereinkommt, merke ich, wie sich mein Bauch ‚zusammenzieht‘.“ (Die Patientin bekommt einen abwesenden Gesichtsausdruck.) „Ich hatte bis vor einem Monat einen Freund, den ich sehr gern hatte. Sie machte ihn mir regelrecht abspenstig und ließ ihn spüren, dass er nicht in unsere ‚feine‘ Familie passt.“	*Patientin*

„Das hat Ihnen bestimmt sehr weh getan?“	*Ärztin* unterstreicht durch bewusste Wortwahl den Zusammenhang zwischen psychosozialer Belastung und Schmerzerleben.
„Ja, von mir verlangt sie, dass ich zusätzlich zu meinem Kindergärtnerinnen-Abschluss studiere. Dabei macht ihr mir die Arbeit in der Kita sehr viel Freude.“	*Patientin*
„Ich kann mir gut vorstellen, dass Sie mit Ihrer Mutter in Konflikt geraten. Haben Sie denn eine Vision, wie Ihr Leben – sagen wir – in drei bis vier Jahren aussehen soll?“	*Ärztin* hört aufmerksam zu und stellt kurze Zwischenfragen.
„Ja! (Patientin wirkt gelöster, die Pupillen werden weiter, man hat den Eindruck, als ob sie in sich hineinsehen würde.) Ich möchte im Rahmen der Mädchenförderung von PLAN nach Afrika gehen und dort in einem Waisenhaus für kleine Mädchen sorgen. Ich habe mir schon eine Menge Literatur von PLAN besorgt.“	*Patientin*
„Das ist ein bewundernswertes Ziel, was Sie sich setzen, Frau G.! Für heute möchte ich unser Gespräch beenden. Bringen Sie mir doch beim nächsten Mal die erwähnte Literatur mit. Trauen Sie sich zu, übermorgen wieder arbeiten zu gehen? Von Seiten der Ernährung können Sie Ihre Kost langsam aufbauen. Meinen Sie, dass wir uns mal zu dritt unterhalten sollten: Sie, Ihre Mutter und ich?“	*Ärztin* wertschätzend, Angebot zum Familiengespräch
„Bloß nicht! Ich muss da selbständig durch. Viel lieber möchte ich in zwei Wochen allein zu Ihnen kommen. Ab übermorgen werde ich wieder arbeiten.“	*Patientin*

Dritte Konsultation

„Guten Tag, Frau G.! Schön, dass Sie noch einmal gekommen sind. Wie geht es Ihrem Bauch? Hatten Sie Beschwerden?“	*Ärztin* kommt ihr entgegen, als sie eintritt, signalisiert Interesse.
„Nein, mein Bauch war friedlich.“	*Patientin*
„Und wie ist es mit dem Verhältnis zu Ihrer Mutter? Konnten Sie es verbessern, um sich selbst zu helfen? Oder sehen Sie andere Möglichkeiten für sich?“	*Ärztin* fragt nach salutogenen Ressourcen.
„Ach, wissen Sie, Frau Doktor, ich glaube, ich ändere meine Mutter nicht mehr. Sie hat ihre fest eingefahrenen Vorstellungen von Leistung und Karriere und will wahrscheinlich ein Abbild ihrer selbst aus mir machen. Ich denke, dass ich Abstand von ihr brauche.“	*Patientin*
„Sie haben bestimmt lange über Ihre Situation nachgedacht und sind zu dem Schluss gekommen, dass Sie mehr Abstand von Ihrer Mutter brauchen. Wahrscheinlich ist das die Grundlage, dass Sie sich beide irgendwann wieder besser verstehen.“	*Ärztin* zeigt Empathie, positives Verstärken der Fähigkeit der Patientin, eine Perspektivsicht auf sich selbst und das Verhältnis zur Mutter herzustellen (s. Kap. 1.4).
„Ja, das denke ich auch. Ich werde in eine WG ziehen, in der eine Freundin von mir wohnt. Sie ist sehr nett und vor allem unkompliziert.“	*Patientin*
„Ich glaube, dass Sie einen mutigen Entschluss gefasst haben. Das wird Ihnen bestimmt helfen, Ihr geplantes Afrika-Projekt zu verfolgen. Haben Sie mir Literatur davon mitgebracht?“	*Ärztin* wertschätzt die Entschlusskraft der Patientin.
„Ja! Warum interessieren Sie sich für diesen Einsatz?“	*Patientin*
„Weil ich auch selbst mal einen solchen Weg gehen wollte.“	*Ärztin* bestärkt Patientin durch ihr Interesse.

Ronald Burian, Indre Illig

2.1.2 Hart am Limit – Schlafstörungen, Herzrasen, Schweißausbrüche einer 23-jährigen Reisekauffrau vor dem Hintergrund einer traumatischen Vorgeschichte

Frau C. eine 23-jährige Patientin, Reisekauffrau in Ausbildung, stellt sich wegen Schlafstörungen in der Hausarztpraxis vor. In wenigen Tagen stehen wichtige Prüfungen an, aber sie komme nicht zur Ruhe.

Erste Konsultation

„Frau C., was führt Sie heute zu mir?"	*Ärztin* stellt offene Eingangsfrage, lässt die aufgebrachte Patientin in Ruhe aussprechen.
„Ich weiß nicht, was mit mir los ist. Ich wache jede Nacht auf, weil mein Herz so rast. Ich bin dann auch schweißgebadet. Voll der Horror. So was hatte ich noch nie! Einmal habe ich schon den Notarzt gerufen. Ich dachte, der tut was und bringt mich in die Klinik, dass die mich durchchecken. Aber er hat mir nur irgendwelche Tropfen verpasst. Jetzt bin ich auch nicht schlauer. Ich glaub', ich dreh' durch, jetzt fängt mein Bauch noch an zu spinnen. Jeden Tag renn' ich mindestens zehnmal aufs Klo, meist kommt nur'n bisschen was, manchmal aber auch richtig Durchfall. Was ist bloß los mit mir?"	*Patientin*
„Das wollen wir rausfinden. Darum kommen Sie ja sicher zu mir, oder?"	*Ärztin* – vermittelt Sicherheit, greift das Anliegen der Patientin direkt auf.
„Okay, dann erzählen Sie mir bitte einmal, wann die Beschwerden angefangen haben."	– Genaues Erfragen der Symptomatik schafft Vertrauen und ist auch wichtig für die Differenzialdiagnostik.

„Das weiß ich gar nicht genau, ich glaube, das war so vor zwei bis drei Wochen."	*Patientin*
„Und was war das Erste, was Ihnen aufgefallen ist?"	*Ärztin*
„Also, das fing am Freitag an, nee, warten Sie mal ... am Samstag vor 3 Wochen, also nach meinem Geburtstag. Da bin ich ganz normal ins Bett gegangen ..."	*Patientin*
„Und konnten Sie ganz normal einschlafen?"	*Ärztin*
„Ja, ganz normal. Aber dann bin ich mitten in der Nacht plötzlich wach geworden."	*Patientin*
(Nickt) „Und was haben Sie bemerkt?"	*Ärztin*
„Mir war ganz heiß, ich hab' total geschwitzt, mein Herz raste wie verrückt."	*Patientin*
„Das klingt sehr unangenehm. Haben Sie noch was bemerkt, zum Beispiel Luftnot oder einen Kloß im Hals?"	*Ärztin* vermittelt Sachkenntnis, indem sie die Symptomatik von Panikattacken weiter erfragt. Bei einer jungen und ansonsten bislang gesunden Patientin ist eine Panikattacke die wahrscheinlichste Differenzialdiagnose der geschilderten Symptomatik.
„Ja genau, das kam dann auch noch dazu. Ich dachte, ich ersticke."	*Patientin*
„Okay. Was noch? Schwindel, Schwäche, Zittern?"	*Ärztin*
„Am Anfang nicht, aber Schwindel kam später dazu und zittrig war ich auch. Das ging mindestens zwanzig Minuten. Ich dachte, ich sterbe."	*Patientin*

„Das hat Sie erschreckt.“ „Was ist jetzt? Was geht Ihnen ’grad durch den Kopf?“	*Ärztin* – „aus dem Herzen sprechen“ – verstehendes Zuhören – Emotion aufgreifen! Sie ist ein wichtiger Schlüssel zum Verständnis der Situation der Patientin.
„Das ist alles so schlimm.“ (Tränen treten in ihre Augen).	*Patientin*
„Sie meinen, Sie haben vielleicht eine schlimme Krankheit und das macht Ihnen Angst?“	Paraphrasieren
„Genau.“	*Patientin*
„Und bestimmt befürchten Sie auch, dass es ständig wieder passieren kann.“	*Ärztin* Direktes Aufgreifen der Ängste hat Erfolg.
(Wirkt überrascht und sagt dann heftig:) „Das ist grad’ das Schlimme, und es passiert ja auch. Nicht nur nachts, sondern inzwischen auch tagsüber.“	*Patientin*
„Wissen Sie, die Beschwerden, die Sie mir gerade genannt haben, sind genau die Symptome von Panikattacken. Panikattacken sind zwar sehr beängstigend und belastend, sind aber im Grunde ungefährlich, obwohl man denkt, dass man gleich stirbt. Das kann aber nicht passieren, wenn Ihr Herz- Kreislaufsystem sonst in Ordnung ist. Wir werden alle notwendigen Untersuchungen machen, um auszuschließen, dass tatsächlich eine behandlungsbedürftige körperliche Krankheit hinter den Panikattacken steckt, in Ordnung?“	*Ärztin* spricht die wahrscheinlichste Diagnose an, auch wenn es die „psychosomatische Diagnose“ ist. Sie wird damit befreit vom Stigma der „Ausschlussdiagnose“ – wenn wir nichts Vernünftiges finden, muss es im Kopf sein.
(Wirkt etwas gefasster und nickt. Das Weinen hat aufgehört.)	*Patientin*

„Ein paar wichtige Fragen müssen wir noch durchgehen: Nehmen sie irgendwelche Medikamente?“	*Ärztin* Anamnese von Substanzen (Medikamente, Alkohol, illegale Drogen, Abusus als weitere wichtige Differenzialdiagnose)
„Ja, die Pille, aber schon seit 6 Jahren.“	*Patientin*
„Okay. Wie steht es mit Alkohol?“	*Ärztin*
„Nur manchmal, wenn ich mit meinen Mädels ausgehe. In den letzten Wochen aber gar nicht mehr, seit es mir so geht.“	*Patientin*
„Beruhigungsmittel, Schmerzmittel?“	*Ärztin*
„Nein, ganz selten mal was gegen Kopfschmerzen.“	*Patientin*
„Wie ist es mit Drogen? Cannabis, Amphetaminen, Partydrogen ...?“	*Ärztin*
„Ich hatte mal ’ne Zeit, da hab’ ich einiges probiert. Wir waren so eine Clique. Aber das ist lange her, da war ich fünfzehn, sechzehn. Ich hab’ das dann gelassen, weil ich die Schule schaffen wollte.“	*Patientin*
„In Ordnung. Ich frage Sie das nicht, weil ich Alkohol oder Drogen moralisch verurteile, sondern weil diese Substanzen zum Beispiel Panikattacken auslösen können, und wir wollen dem Problem ja auf die Spur kommen.“ (Wartet einen Moment und schaut die Patientin an. Als zum Thema Drogen, Medikamente und Alkohol keine weitere Antwort kommt, fährt die Ärztin fort).	*Ärztin* – Versachlichen
„Wenn ich das jetzt richtig verstanden habe, ist also die Zeit, in der sie Drogen konsumiert haben, etwa sieben Jahre her. Sie hatten gute Gründe, damit aufzuhören und haben das dann geschafft. Respekt! Und in der Zwischenzeit auch nichts mehr genommen, richtig?“	– Bestärken von gesundheitsbewusstem Verhalten, indirekter Verweis auf Werte (s. Kap. 1.6)
„Ja, genau.“	*Patientin*

„Bevor ich Sie gleich untersuche, erzählen Sie mir bitte noch, ob es in den letzten Tagen und Wochen vor der ersten Panikattacke irgendwelchen Stress gab.“	*Ärztin* Klärung der psychosozialen Situation parallel zur somatischen Anamnese und Diagnostik hilft der Patientin, ihre Befürchtungen, eine schwere körperliche Erkrankung zu haben, in eine andere Perspektive zu bringen („Reframing“).
„Nee ... naja ... ja, doch: Ich bin eigentlich schon seit Anfang des Jahres voll am Limit. Das sind so die letzten drei Monate. Ich hab' bald Prüfungen und müsste eigentlich jeden Tag lernen. Aber nach 'nem langen Arbeitstag bin ich völlig platt. Ich bin in 'nem Reisebüro und muss da Mädchen für alles spielen. Und wenn ich dann nach Hause komme, will ich eigentlich nur ins Bett.“	*Patientin*
(Mitfühlend) „Klingt anstrengend. Eigentlich sind Sie erschöpft und gleichzeitig sitzt Ihnen die Prüfung im Nacken und lässt Sie nicht zur Ruhe kommen ...“	*Ärztin* Simultandiagnostik: paralleles Erfragen und In-Zusammenhangsetzen körperlicher Beschwerden und der psychosozialen Situation der Patientin, siehe S3-Leitlinie: Nicht-organische, funktionelle und somatoforme Körperbeschwerden [1]
Genau!	*Patientin*
„Wenn es für Sie okay ist, untersuche ich jetzt Herz, Lunge und auch den Bauch wegen der Stuhlgangbeschwerden. Dann machen wir ein EKG und eine Blutuntersuchung, um zu schauen, ob etwas auf eine Entzündung hinweist und ob die Schilddrüse in Ordnung ist. Ich schreibe sie jetzt mal bis zum Ende der Woche arbeitsunfähig. Das sind drei Tage, dann sehen wir uns wieder.“	*Ärztin* – präziser Diagnostikplan, keine Überuntersuchungen – an Schilddrüse denken – siehe S3-Leitlinie: Müdigkeit [2] – limitierte situative Entlastung

Zweite Konsultation

Die körperliche Untersuchung hatte keine auffälligen Befunde erbracht. Zum Termin erscheint die Patientin pünktlich und wirkt deutlich gefasster.

„Frau C., wie ist es Ihnen inzwischen ergangen?“	*Ärztin*
„Etwas besser. Wissen Sie, die zwei Tage zu Hause, das war jetzt ganz gut. Ich konnte, glaube ich, ein bisschen ’runter kommen. Der Durchfall hat sich jedenfalls beruhigt. Nur mit dem Appetit ... das ist irgendwie nicht das Richtige. Ich hab’ auf nichts Lust. Ich habe fast 4 Kilo abgenommen. Nicht, dass Sie denken, ich bin jetzt magersüchtig oder was. Das passiert einfach so.“	*Patientin*
„Okay, ich schreib’ mir das mal auf. Keinen Appetit und vier Kilo ungewollt an Gewicht verloren. In welcher Zeit?“	*Ärztin* Ein neues Symptom: Die Ärztin geht sachlich darauf ein.
„Na, die letzten drei bis vier Wochen, seit es mir so mies geht.“	*Patientin*
„Mh, ja, das hat Sie ganz schön mitgenommen. Wieviel wiegen Sie jetzt und wie groß sind sie?“	*Ärztin*
Ungefähr 60 Kilo, und ich bin 1,70 groß.“	*Patientin*
„In Ordnung. Wie es ausschaut, hat Ihr Gewichtsverlust am ehesten mit der Stressbelastung zu tun, die Sie im Moment haben. Haben Sie mal Fieber gemessen?“	*Ärztin* setzt auch dieses Symptom in Beziehung zur Hypothese einer stressassoziierten Störung aus der Erstvorstellung, erfragt aber dennoch B-Symptomatik.
„Nö, ich habe gar kein Thermometer zu Hause, aber es fühlt sich nicht so an ... Das letzte Mal hatte ich Fieber, als ich vor 6 Monaten ’ne Grippe hatte ...“.	*Patientin*
„Schwitzen Sie nachts?“	*Ärztin*
„Nur im Sommer ...“	*Patientin*

Ärztin

„Sehr gut. Das passt. Ich hatte Sie ja beim letzten Mal untersucht, da war körperlich alles in Ordnung. Auch die Laborwerte einschließlich der Schilddrüsenparameter und das EKG sind völlig normal. Es spricht alles dafür, dass das, was Ihnen so zu schaffen macht, wiederkehrende Panikattacken sind. Der Verlauf und die Beschwerden sind auch typisch. Aus dem was Sie mir erzählt haben und den Befunden der Untersuchungen spricht nichts dafür, dass sie eine körperliche Erkrankung haben. Wie klingt das für Sie?“

- Zusammenfassen der Befunde und Präzisieren der Diagnose
- Reaktion und Verständnis der Patientin sind sehr wichtig für den weiteren Therapieverlauf und die Prävention einer Chronifizierung.

Patientin

(Zögert): „...Und das heißt jetzt, ich bilde mir das alles nur ein?“

Ärztin

„Gut, dass Sie den Gedanken so offen aussprechen. Das ist wirklich keineswegs so. Bei Panikattacken haben Sie sehr belastende körperliche Beschwerden: Hitzegefühle, Gefühl von Herzrasen und Luftnot, Schwindel und Zittrigkeit. Das alles kann sehr quälend sein. Die gute Nachricht ist, dass Panikattacken eben nicht gefährlich sind und dass bei Ihnen keine körperliche Störung vorliegt, die diese Panikattacken auslöst. Typisch ist, dass Menschen mit Panikattacken sich Sorgen machen, an einer ernsten Krankheit zu leiden und Angst davor haben, dass schon bald die nächste Panikattacke wiederkommt. Man nennt das ‚Angst vor der Angst‘.“

- Ärztin greift auf, dass die Patientin eine sehr häufige Befürchtung von Patienten mit stressassoziierten und psychosomatischen Störungen äußert.
- Vertrauensaufbau und Psychoedukation sind jetzt wichtig.
- Verwenden von Formulierungen, die auch durch die Medien bekannt sein könnten, um das neue Wissen zu verankern
- Erweitern der „Stress-Hypothese“

Patientin

„Ja, das hab’ ich schon mal gehört. Da kam neulich irgendwas im Radio drüber. Aber ich hätte nie gedacht, dass ich so was kriegen könnte. Geht das denn wieder weg?“

„Ja, die Wahrscheinlichkeit ist sogar sehr groß. Wichtig ist, dass man auch nach der Lebenssituation schaut, in der die Panikattacken entstanden sind und was da vielleicht zu ändern wäre, zum Beispiel an der Belastung durch Stress oder Konflikte ... Sie hatten mir ja erzählt, dass die bevorstehenden Prüfungen Sie sehr beschäftigen und auch die Arbeit anstrengend ist. Gibt es noch etwas anderes, das Sie belastet?“	*Ärztin*
(Zögert, blickt aus dem Fenster. Schließlich wendet sie sich der Ärztin zu, beginnt sehr leise zu sprechen). „Ja, ich weiß gar nicht, wie ich das sagen soll. Mein Freund. Also, wir sind seit anderthalb Jahren zusammen. Ich hab' ihn damals kennen gelernt, da war er voll auf „Alk“. Ich habe ihm gesagt, so wird das nichts mit uns. Dann war es für 'ne Weile ganz gut. Aber jetzt hat er wieder angefangen zu trinken. Und wissen Sie, mein Vater war Alkoholiker. Mein Bruder und ich mussten mit ansehen, wie er unsere Mutter verprügelt hat, wenn er aus der Kneipe nach Hause kam ...“ (bricht ab).	*Patientin*
(Wartet einige Zeit, bevor sie wieder zu sprechen beginnt.) „Das klingt, als hätten Sie schlimme Sachen erlebt.“ (Patientin schweigt weiterhin) (Ärztin wartet einige Sekunden, bevor sie weiter spricht.) „Ich habe ein offenes Ohr für Sie, wenn Sie mir darüber etwas erzählen wollen. Vielleicht möchten Sie sich damit aber auch etwas Zeit lassen?“ (Patientin nickt.)	*Ärztin* – Durch den Hinweis der Patientin auf Belastungen, vielleicht sogar Gewalterfahrungen in der Kindheit, bestärkt sich der Verdacht einer psychosomatischen Störung. – Zeit geben – Zusammenfassung – überlässt ihr die Entscheidung, ob sie mehr darüber berichten will.

„Sagen sie mir bitte Bescheid, wenn Sie es für richtig halten, und wir vereinbaren einmal einen längeren Termin, damit wir sehen können, wie ich Ihnen vielleicht helfen kann. In Ordnung?“	*Ärztin* Die Patientin signalisiert traumatische Erfahrungen in der Vergangenheit und wirkt emotional betroffen. Wichtig ist, hierfür Gesprächsbereitschaft und ein „offenes Ohr“ zu zeigen, ohne „nachzubohren“.
(Wirkt erleichtert): „In Ordnung. Soll ich dann noch mal wieder kommen?“	*Patientin*
„Ja, ich erkläre Sie weiter bis Mitte nächster Woche arbeitsunfähig, damit Sie noch ein bisschen besser zu Ruhe kommen können. Sie sollten sich jetzt vor allem körperlich betätigen. Besonders Ausdauersport ist da ein gutes Mittel. Treiben Sie Sport?“	*Ärztin* – Krankschreibung mit klarer Zeitbegrenzung und Vermittlung von Verantwortungsübernahme für die eigene Gesundheit – Prüfen der Motivation
„Bis vor einem halben Jahr bin ich regelmäßig gejoggt, aber bei dem ganzen Stress reichte die Zeit nicht mehr. Ich hab’ mir auch schon gedacht, dass ich damit vielleicht wieder anfangen könnte.“	*Patientin*
„Gute Idee, gehen Sie es langsam an, vielleicht erst mal 10–15 Minuten, aber regelmäßig. Drei- bis viermal die Woche wäre gut. Und ich gebe Ihnen hier eine Broschüre mit, in der das wichtigste zu Panikattacken steht und wie man damit umgehen kann. Wenn Sie dazu Fragen haben, können wir die gern beim nächsten Mal besprechen.“	*Ärztin* – Aufgreifen der Ressourcen der Patientin, wichtig für Aktivitätenplanung: kleine Einheiten verschreiben, die umsetzbar sind! – Selbsthilfebroschüren werden unterschätzt.
„Und wie soll es mit der Arbeit weitergehen?“	*Patientin* Die Konsultation könnte an dieser Stelle beendet sein, aber die Patientin will offenbar noch ein anderes Problem ansprechen.
„Gibt es denn Möglichkeiten, die Belastung auf der Arbeit ein bisschen zu reduzieren?“	*Ärztin*

"Ich glaub', ich müsste mal mit meiner Chefin reden, die ist eigentlich ganz in Ordnung. Aber wissen Sie, ich denke immer, wenn ich jetzt schon im Praktikum sage, das und das ist mir zu viel, dann denken die doch: „Die kriegt nichts auf die Reihe, die ist immer gleich am Limit. Das ist 'ne taube Nuss." Und dann krieg ich nie 'nen Job."	*Patientin*
„Das ist gar nicht so leicht, mal „nein" zu sagen, gerade wenn's die Chefin ist."	*Ärztin* Dies scheint einen wesentlichen Schlüssel zu den Beschwerden zu enthalten, daher geht die Ärztin dem nach.
„Da sagen Sie was, aber das ist sowieso mein Problem, dass ich mir immer alles aufbrummen lasse."	*Patientin* Hinweis auf strenges Selbst-Konzept: „Nur wenn ich immer funktioniere, werde ich anerkannt"
„Auf der einen Seite wollen Sie Ihre Prüfung gut vorbereiten. Andererseits haben Sie durch den Stress Schlafstörungen und Panikattacken."	*Ärztin* – „Aus dem Herzen sprechen" –verstehendes Zuhören – gute Selbstreflektion – Aufzeigen des Zusammenhanges zwischen Selbst-Konzept und Neigung zur Überforderung
(Seufzt) „Sie meinen, ich müsste da 'ran?"	*Patientin*
(Ärztin schweigt und schaut Frau C. aber freundlich und aufmunternd an.)	*Ärztin* Patientin befindet sich in der Entscheidungsphase – auch nonverbale Interventionen sind hilfreich zur Stärkung der Eigenverantwortlichkeit.

„Also, okay. Ich mach mal 'nen Schlachtplan und dann sehen wir weiter. Meinen Freund habe ich erst mal vor die Tür gesetzt, als der vorgestern wieder besoffen ankam."	*Patientin*
„Respekt! Da haben Sie „Nein" gesagt und für sich gesprochen."	*Ärztin* Kompliment als Verstärkung für wertegeleitetes Verhalten, „Respekt" bezeugen ist oftmals besser als Loben, Loben kann den Patienten „klein" machen.
(Lächelt) „Ja, aber das ist doch was anderes."	*Patientin*
„Da gebe ich Ihnen recht. Also, wenn Sie kommende Woche zu mir kommen, können wir gern gemeinsam schauen, was Sie sich für Ihre Arbeit überlegt haben, ob Sie noch Fragen zum Umgang mit den Panikattacken haben und wie ich Sie weiter unterstützen kann."	*Ärztin*

Behandlungspause

Zum Folgetermin erschien die Patientin trotz Vereinbarung nicht. Erst sechs Monate später stellte sie sich wieder in der Praxis vor.	In der zweiten Konsultation hatte sich die Patientin stark geöffnet. Dass sie nicht auf das Angebot der Wiedervorstellung einging, kann vor dem Hintergrund der problematischen Kindheitsanamnese ein Hinweis auf einen instabilen Bindungstyp sein (s. Kap. 1.3)

Dritte Konsultation – nach längerer Pause

„Frau C., Was führt Sie heute zu mir?"	*Ärztin* offene Eingangsfrage
„Es ist alles wieder da wie vor einem halben Jahr. Wissen Sie noch, Sie hatten mir das ganze Zeugs mit den Panikattacken erklärt. Und danach ging es mir echt besser. Ich konnte schlafen, mit dem Essen ging's auch wieder. Ich bin ein bisschen gejoggt und so den ganzen Kram. Das war total okay. Hatte dann auch wieder Appetit und etwas zugenommen. Da dachte ich, das war's jetzt. Ich hab's geschafft, das kommt nie wieder."	*Patientin*
„Und nun haben Sie doch wieder Beschwerden."	*Ärztin* verstehendes Zuhören
(Nickt und beginnt zu weinen.) „Das macht mich total fertig. Es ist alles wieder und noch schlimmer als am Anfang. Ich komm' irgendwie gar nicht mehr zur Ruhe. Auf der Arbeit hab' ich totalen Stress. Wenn ich nach Hause komme, fall ich nur noch aufs Sofa und kann trotzdem nicht abschalten. Meine Prüfungen habe ich geschafft, aber jetzt hab' ich so eine Angst, dass ich den Job verliere. Schlafen kann ich auch nicht richtig. Und mit meinem Freund, das geht nur hin und her."	*Patientin*
„Sind auch wieder Panikattacken aufgetreten?"	*Ärztin*
„Ja, manchmal ganz schlimm, so dass ich denke, ich sterbe gleich. Aber auch zwischendurch komm' ich nicht wieder runter."	*Patientin*
„Sie haben Angst, dass es wieder losgeht? Angst vor der Angst?"	*Ärztin*
„Das macht mich echt fertig."	*Patientin*
„Ist wieder die Befürchtung da, dass es was Schlimmes sein könnte?"	*Ärztin* Zurückgreifen auf Psychoedukation aus der vorherigen Konsultation

„Nee, das eigentlich nicht. Das haben Sie ja alles beim letzten Mal gecheckt. Wissen Sie, ich glaube, es hat alles mit meiner Vergangenheit zu tun."	*Patientin*
„Sie meinen, was Sie beim letzten Mal angesprochen haben? Die Sache mit Ihrem Vater, der getrunken hat?"	*Ärztin* hatte sich bei der vorherigen Konsultation Notizen gemacht: V. a. Gewalterfahrungen in der Kindheit als Risiko für spätere psychische Beschwerden.
„Ja, das alles und da war noch viel mehr ..." (verstummt und blickt wieder aus dem Fenster, wirkt abwesend).	*Patientin* erneuter Hinweis auf traumatisierende Erlebnisse in der Kindheit
(Bemerkt, dass Frau C. wie in Gedanken verloren wirkt und spricht sie ruhig, aber etwas nachdrücklicher an) „Frau C., bitte hören Sie mir jetzt ganz genau zu. Okay?"	*Ärztin* Verhalten der Patientin kann ein Hinweis auf „Dissoziation" sein- also „Abschalten" als psychischer Schutzmechanismus bei traumatischen Erinnerungen.
(Wirkt wie aufgerüttelt, aber besinnt sich:) „Ja?"	*Patientin*
„Frau C., bitte hören Sie mir zu (spricht langsam und deutlich). Ich möchte Ihnen helfen und Ihnen einen Behandlungsplan vorschlagen. Ich werde Sie jetzt regelmäßig einbestellen und Sie beraten, wie Sie mit den Panikattacken umgehen können. Da gibt es gute Regeln und Übungen, die Sie selbst lernen können. Wenn Sie damit zurechtkommen, ist es in Ordnung. Wenn Sie weiterhin nicht zur Ruhe kommen, kann ich Ihnen auch ein Medikament verschreiben."	*Ärztin* holt die Patientin vorsichtig zurück, muss sich aber im Verlauf vergewissern, dass Frau C. ihr tatsächlich bewusst zuhört.
„Nee, Medikamente, nein, danke, ich will doch kein Junkie werden."	*Patientin*

„Ich kann Ihre Vorbehalte verstehen und würde Ihnen mehr darüber erklären, wenn Sie mögen. Aber erst mal können wir tatsächlich schauen, wie Sie ohne Medikamente zurechtkommen.
(Pause)
Aber eines ist mir sehr wichtig: Sie haben im Moment sehr viele Belastungen, die ihnen Stress machen, richtig?
(Patientin nickt).
Zum Beispiel der Job, wo Sie voll gefordert sind und der Freund, mit dem es hin und her geht.
(Pause)
Man weiß inzwischen, dass Menschen, die in ihrer Kindheit Schlimmes erlebt haben, besonders sensibel auf Stressbelastungen reagieren. Das scheint bei Ihnen der Fall zu sein. Da reagiert Ihr ganzer Körper: Angst, Panik, Schlafstörungen, Durchfall und so weiter.
(Pause, die Patientin hört aufmerksam zu und nickt.)
Und in diesem Fall kann Ihnen eine Psychotherapie bei einem ausgebildeten Psychotherapeuten wirklich helfen. Ich werde Sie als Hausärztin weiter unterstützen, aber in dieser Sache sollte wirklich der Fachmann oder die Fachfrau ’ran.“

Ärztin
- akzeptiert die Entscheidung der Patientin, hält aber die Option der Medikation offen.
- Zeit lassen
- Prüfen, ob die Patientin mitgeht

„Echt, zur Therapie ... ich weiß nicht, muss das sein?“

Patientin
hat womöglich in der Vergangenheit die Erfahrung machen müssen, von Bezugspersonen nicht angenommen oder weggeschickt zu werden. Die Überweisung durch die Hausärztin an eine dritte Person ist auch ein Wegschicken und muss deshalb gut begründet werden.

„Ich würde Ihnen sehr dazu raten. Bitte überlegen Sie es sich in Ruhe. Ich kenne eine gute Kollegin, zu der ich Sie vermitteln könnte. Sagen Sie mir beim nächsten Termin Bescheid. Ich möchte Sie gern übermorgen wiedersehen."	*Ärztin* Kurzfristige Wiedereinbestellung, um zu demonstrieren, dass dies ein wichtiger Therapieschritt ist und dass es der Ärztin am Herzen liegt, die Patientin zu unterstützen.

Abschluss

Zum Folgetermin erscheint die Patientin pünktlich. Sie akzeptiert die Überweisung zur Psychotherapeutin und vereinbart einen Termin. Die Wartezeit von 12 Wochen überbrückt die Hausärztin, indem sie die Patientin zunächst wöchentlich, dann 14-tägig zu kürzeren Beratungsgesprächen einbestellt. Dabei empfiehlt sie ihr Selbsthilfeliteratur zum Umgang mit Ängsten, eine Selbstübungs-CD für Progressive Muskelentspannung sowie die Aktivierung des sozialen Netzes, z. B. Ausgehen mit Freundinnen, gemeinsames Jogging mit der zwei Jahre älteren Schwester der Patientin und den Besuch eines Yogakurses.

Literatur

[1] Hausteiner-Wiehle C, Hennigsen P, Häuser W, et al., Hrsg. Umgang mit Patienten mit nicht-spezifischen, funktionellen und somatoformen Körperbeschwerden: S3-Leitlinien mit Quellentexten, Praxismaterialien und Patientenleitlinie. Stuttgart: Schattauer-Verlag, 2013.

[2] Arbeitsgemeinschaft der Wissenschaftlichen Medizinischen Fachgesellschaften. S3-Leitlinie: Müdigkeit. Verfügbar unter: http://www.degam.de/files/Inhalte/Leitlinien-Inhalte/Dokumente/DEGAM-S3-Leitlinien/LL-02_Muedigkeit_Langfassung_2011_2.pdf. Letzter Aufruf April 2016.

Vittoria Braun

2.1.3 Generationskonflikt – 65-jährige Rentnerin mit starken Kopfschmerzen, der das Enkelkind entzogen wird

Frau S., 65-jährige Biologin, klagt über plötzlich auftretende sehr starke Kopfschmerzen, die sie in dieser heftigen Form noch nie erlebt habe.

„In welchem Kopfbereich treten denn diese Kopfschmerzen auf, beobachten Sie zusätzlich andere Symptome wie Sehstörungen, Übelkeit oder Schwindel? Gibt es bestimmte Anlässe, zu denen die Schmerzen wiederholt auftreten?“	*Ärztin* Erfragen der jetzigen Beschwerden
„Die Schmerzen treten vor allem in der rechten Kopfhälfte auf. Ich habe das Gefühl, dass sie sich bei körperlicher oder seelischer Aufregung verstärken. Schwindel, Übelkeit oder Sehstörungen habe ich nicht.“	*Patientin*
(Sie führt die klinische Untersuchung der Patientin einschließlich eines neurologischen Status durch und misst den Blutdruck.) „Frau S., ich konnte bei Ihrer körperlichen Untersuchung und der Reflexüberprüfung keinen schwerwiegenden krankhaften Befund erheben. Allerdings ist die gesamte Rückenmuskulatur erheblich verspannt, insbesondere im Nackenbereich; der Blutdruck ist normal. Wegen des plötzlichen Auftretens der Kopfschmerzen und ihrer Intensität möchte ich auf „Nummer sicher“ gehen und Sie zum MRT des Kopfes schicken. Wären Sie damit einverstanden?“	*Ärztin* gründliche klinische Untersuchung, Veranlassen weiterer Diagnostik
„Ja, mir sind diese neuen Beschwerden ganz unheimlich.“	*Patientin*

„Ich sehe, die Kopfschmerzen machen Ihnen ganz schön zu schaffen und ängstigen Sie. Wir werden das abklären. Gegen die starken Beschwerden gebe ich Ihnen ein Schmerzmittel (z. B. Paracetamol) mit, bitte Sie, im Bedarfsfall ein Glas Wasser zu trinken und sich eine Weile hinzulegen, bis das Medikament wirkt. Dann melden Sie sich bald zum MRT des Kopfes an und kommen mit dem Befund zu mir. Wenn jedoch die Kopfschmerzen plötzlich sehr stark auftreten, muss Ihr Mann Sie schnellstmöglich in die Rettungsstelle fahren.“	*Ärztin* – Validieren – sachliches Informieren durch strukturiertes Vorgehen – Sicherheit vermitteln – Hinweis auf Vorgehen bei Notfall, Vermeiden eines gefährlichen Verlaufes!
„Woran denken Sie, Frau Doktor?“	*Patientin* ist verängstigt.
„Im sehr seltenen Fall gibt es Ausweitungen an den Blutgefäßen des Kopfes, die jedoch mit einer wesentlich stärkeren Symptomatik einhergehen. Ich glaube wirklich nicht, dass Sie so ein verändertes Gefäß haben, will Sie lediglich darauf hinweisen, wie Sie sich im Ausnahmefall verhalten mögen.“	*Ärztin* Entängstigen
„Also gut, ich komme mit dem MRT-Befund wieder.“	*Patientin*

Zweite Konsultation

„Guten Tag, Frau S., das hat ja schnell geklappt mit dem MRT des Kopfes. Ich hoffe sehr, dass Sie mir einen guten Befund bringen.“	*Ärztin*
„Hallo, Frau Doktor, ich war natürlich neugierig, oder – besser gesagt – beunruhigt und habe den Befund schon gelesen. Ich glaube, er ist okay.“	*Patientin* ist entlastet.
„Ja, zum Glück ist wirklich alles in Ordnung. Nun wird Ihnen hier schwarz auf weiß bestätigt, dass Sie in Ihrem Gehirn weder einen Tumor noch eine Gefäßveränderung haben. Das freut mich sehr. Was ist denn nun mit Ihren Kopfschmerzen?“	*Ärztin* persönliches Interesse am Befund zeigen

„Wenn ich ganz ehrlich bin, Frau Doktor, sind sie ein wenig geringer, aber weg sind sie nicht."	*Patientin*
„Frau S., haben Sie denn selbst eine Theorie, warum Sie neuerdings an Kopfschmerzen leiden?"	*Ärztin* Patientin in Ursachenforschung einbeziehen
„Na ja, vielleicht ist es wirklich so, dass ich mir den Kopf „zermürbe". Ich denke Tag für Tag, vor allem beim Einschlafen, an meinen kleinen zweieinhalb-jährigen Enkelsohn, den ich seit einem Vierteljahr nicht gesehen habe. Ich erzählte Ihnen ja mal von meiner Schwiegertochter, die meinen Sohn völlig vereinnahmt und es meinem Mann und mir nicht gestattet, wenigstens einmal im Monat den Kleinen zu sehen. Er wächst auf, ohne uns zu kennen. Ich bin sehr traurig darüber (weint)."	*Patientin*
„Das tut mir sehr leid. Ich verstehe Ihren Kummer gut. Ist es Ihnen möglich, das Verhalten Ihrer Schwiegertochter zu erklären?"	*Ärztin* einfühlendes Verstehen
„Eigentlich kann ich es gar nicht. Wir haben sie, wie auch die anderen Freunde und Freundinnen unseres Sohnes, mit Selbstverständnis und Freundlichkeit aufgenommen, ihr das Gefühl vermittelt, sie gern in unserem Kreis zu sehen. Je mehr ich grübele, glaube ich, dass sie vielleicht neidisch auf unsere ehemals gut funktionierende Familie ist. Wir hatten ein ausgesprochen gutes und inniges Verhältnis zu unserem Sohn. Sie selbst kommt aus einer zerrütteten Familie, die Eltern sind geschieden und ihre Kindheit war wenig erfreulich. Das hat uns andeutungsweise unser Sohn erzählt. Aber auch mit ihm haben wir immer weniger Kontakt."	*Patientin*
„Sie sind nicht nur traurig wegen des seltenen Kontaktes zu Ihrem Enkelsohn, sondern auch wegen der „eingeschlafenen" Liebe Ihres Sohnes."	*Ärztin* Reflexion

„Genauso ist es. Manchmal denke ich, ich sitze in einem Film. Niemals hätte ich mir vorstellen können, dass in unserer Familie so etwas geschehen könnte."	*Patientin*
„Wenn Sie jetzt die Vision hätten, eine Fee käme und würde Ihnen die Erfüllung eines Wunsches in Aussicht stellen. Wie würde dieser Wunsch lauten?"	*Ärztin* Feenfrage zur Darstellung des Hauptwunsches
„Was denken Sie denn? Natürlich würde ich mir wünschen, eine andere Schwiegertochter zu haben. Aber das gibt es ja nur im Märchen. Ich weiß, dass es kindhaft ist und alle Wünsche vergebens sind."	*Patientin*
„Alle Wünsche sind vergebens. Ist es wirklich so? Wenn Sie jetzt die Schuhe einer vertrauten Freundin anziehen und so tun, als hörten Sie sich Ihre Familiengeschichte als die der Freundin an, würden Sie sich eventuell einen Rat geben können? Sie müssten sozusagen zu Ihrer eigenen Situation etwas Distanz aufbauen und sie von außen betrachten. Aber ich will Sie auch nicht überfordern. Denken Sie in aller Ruhe darüber nach und wir sprechen beim nächsten Mal in zwei Wochen darüber. Sind Sie damit einverstanden?"	*Ärztin* Reflexion Perspektivwechsel als akzeptanzfördernde Strategie (s. Kap. 1.4)
„Ja und nein, ich bin mir nicht sicher, ob Sie verstehen können, wie schlimm es ist, eine unerfüllte Sehnsucht zu haben. Manchmal höre ich mir den Anrufbeantworter meines Sohnes an, auf dem die Stimme des Kleinen zu hören ist. Aber ich werde wohl in zwei Wochen kommen und über Ihr Szenario nachdenken."	*Patientin* ist eher ärgerlich als traurig, offensichtlich fühlt sich die Patientin durch die Ärztin unverstanden und weist sie etwas zurück.

„Es tut mir sehr leid, Frau S., ich bin wohl mit der Tür ins Haus gefallen, wollte Sie keinesfalls verletzen, vielmehr eine „Gedankentür" öffnen. Sie können auch schon nächste Woche kommen, wenn Sie das Problem zu sehr bedrückt."	*Ärztin* Diese Wendung signalisiert der Ärztin, dass sie mit der Balance zwischen „paternalistischen" Vorschlägen und Distanz hier besonders sorgsam umgehen muss, um die Patientin gut im Kontakt zu halten.

Dritte Konsultation

„Guten Tag, Frau S., es freut mich, dass Sie gekommen sind. Wie geht es Ihnen, was macht Ihr Kopf?"	*Ärztin* ist erleichtert, dass die Patientin gekommen ist und zeigt hierdurch Interesse an einer Verbesserung ihrer Lebenssituation.
„Guten Tag, Frau Doktor. Es geht mir wechselhaft. Mal habe ich das Gefühl, dass die Kopfschmerzen nicht mehr so stark sind und seltener auftreten, mal fühle ich mich ganz traurig und antriebslos, als ob ich depressiv würde."	*Patientin*
„Ich glaube, Frau S., es ist ganz normal, dass Sie sich auf einer Seelenschaukel befinden und Ihre Gefühle ab- und aufschwingen. Ich habe über Ihr Schicksal nachgedacht und möchte Ihnen im Nachgang sagen, dass ich wohl Ihren Schmerz nicht genug ernst genommen habe und möchte mich dafür entschuldigen."	*Ärztin* – Ernstnehmen des Patientenschicksals – Eingestehen von zu forschem Vorgehen
„Es ist gut. Sie haben mir dennoch mit diesem Auftrag, mein Schicksal von außen anzuschauen, geholfen. Ich habe lange mit meinem Mann darüber diskutiert. Er grämt sich auch über die veränderte Beziehung zu unserem Sohn und dass er seinen Enkel nicht sehen darf. Er schafft es eher, damit fertig zu werden."	*Patientin*
„Haben Sie denn zusammen mit Ihrem Mann einen Rat für Ihre Freundin und damit für sich selbst gefunden?"	*Ärztin*

„Mein Mann sagt, ich soll mein eigenes Leben leben und mein Wohlergehen nicht so sehr von den Kindern abhängig machen. Je länger ich darüber nachdenke, umso mehr gebe ich ihm recht. Wahrscheinlich ist das auch für unsere Ehe wichtig."	*Patientin*
„Es ist für Ihre Ehe wichtig, loszulassen."	*Ärztin* Reflexion
„Und wie soll ich mich meiner Schwiegertochter gegenüber verhalten? Was ist mit meinem Sohn?"	*Patientin*
„Geduld haben. Wenn die Schwiegertochter sicherer wird und begreift, dass Ihr Sohn keine Absicht hat, in Ihre vormals „heile" Herkunftsfamilie zurückzukehren, wird sich die Beziehung hoffentlich verbessern. Versuchen Sie, sich mit Ihrem Sohn auszusprechen, machen Sie ihm keine Vorwürfe, anerkennen Sie seine schwierige Situation, vermitteln Sie ihm aber auch, wie gern Sie den Enkel in gewissen Abständen sehen möchten. Hatten Sie eigentlich während dieser zermürbenden Monate auch noch Muße, etwas für Ihre Gesundheit zu tun?"	*Ärztin* Nach der Bitte der Patientin können behutsame Ratschläge gegeben werden. Gesundheitsressourcen erfragen
„Ehrlich gesagt, nicht. Mein Mann hat mir kürzlich vorgeschlagen, wieder regelmäßig zum Tanzen zu gehen. Das hat uns in der Gruppe über Jahre hinweg viel Spaß gemacht. Ich habe diesen Vorschlag bekümmert abgewehrt:" Wie kannst Du jetzt ans Tanzen denken?", habe ich ihn gefragt. Aber je länger ich darüber nachsinne, finde ich, dass ich einen tollen Mann habe. Kopfschmerzen bestehen allerdings immer noch."	*Patientin*

„Ihr Körper sucht sich wohl ein Ventil, um Ihnen zu sagen, dass Sie sich ihm zuwenden mögen. Zur Linderung der Kopfschmerzen wären beispielsweise häufige Spaziergänge empfehlenswert. Wegen Ihrer verspannten Nackenmuskulatur könnte ich Ihnen einmal Massagen verordnen, aber dann sollten Sie ebenso regelmäßig wie Zähneputzen morgens eine kleine Gymnastik machen. Ist das für Sie akzeptabel?“	*Ärztin* Machbarkeit der empfohlenen Maßnahmen nachfragen
„Okay, Frau Doktor, ich werde es versuchen. Eins nach dem anderen.“	*Patientin*

Kristina Schuricht

2.1.4 Chronische Rückenschmerzen einer 48-jährigen Köchin bei der Pflege ihrer multimorbiden betagten Mutter

Frau K., eine 48-jährige geschiedene Kantinenköchin, leidet seit sieben Jahren rezidivierend unter Rückenschmerzen im lumbosakralen Bereich. Neben der körperlich anstrengenden Arbeit pflegt sie ihre an Demenz erkrankte Mutter, die im selben Haus wohnt.

„Guten Tag Frau K., wie geht es Ihnen? Ich habe gehört, dass Ihr Kreuz wieder Probleme macht?"	*Ärztin* Erfragen der jetzigen Beschwerden
„Ach Frau Doktor, ich habe schon wieder einen Hexenschuss, den dritten in diesem Jahr! Obwohl es mir seit dem letzten Mal auch zwischendurch nicht wirklich gut ging. Als ich Mutter Dienstag am Abend ins Bett brachte, schoss mir plötzlich ein stechender Schmerz hier hinein (Patientin fasst sich an den lumbosakralen Übergang.) Seither zieht und sticht es ohne Unterlass, so, als würde mir jemand ein Messer ins Kreuz rammen. Es ist kaum auszuhalten. Ich habe gestern fast den ganzen Tag im Bett gelegen und kann mich auch heute kaum auf den Füßen halten. Ob es nicht doch ein Bandscheibenvorfall ist?"	*Patientin* – Schmerzlokalisation – Schmerzintensität – Schmerzcharakter – Beeinträchtigung
„Das müssen wir klären. Strahlt der Rückenschmerz aus?"	*Ärztin* Sorge der Patientin aufnehmen und sog. „red flags" ausschließen (Warnhinweise auf eine spezifische, meist vertebragene Ursache der Rückenschmerzen mit dringendem Handlungsbedarf, siehe Nationale Versorgungs-Leitline: Kreuzschmerz) [1]
„Ja, hier herüber (zeigt auf beide Lenden), und rechts zieht es vom Po in die Rückseite vom Oberschenkel bis zum Knie."	*Patientin* (Die geschilderte Ausstrahlung ist keinem Dermatom zuordenbar, das spricht gegen eine Radikulopathie.)

„Schmerzt es dort auch?“	*Ärztin*
„Nein, dort kribbelt es eher, ist wie taub. Der eigentliche Schmerz ist im Rücken.“	*Patientin*
„Haben Sie Lähmungserscheinungen?“	*Ärztin* motorische Ausfälle ausschließen
„Lähmungen habe ich nicht.“	*Patientin*
„Geht das Wasserlassen? Können Sie den Urin und auch Stuhl halten? Ist das Gefühl im Intimbereich normal?“	*Ärztin* Ausschluss eines Kaudasyndroms: plötzlich aufgetretene Blasen-/Mastdarmstörung, Reithosenanästhesie
„Da habe ich keine Probleme.“	*Patientin*
„Hatten Sie Fieber oder Schüttelfrost?“	*Ärztin* Hinweise auf entzündliche Genese?
„Nein, aber ich fühle mich abgeschlagen, weil ich schlecht geschlafen habe.“	*Patientin*
„Ist der Schmerz tagsüber oder nachts in Ruhe stärker?“	*Ärztin* Entzündlicher/tumorassoziierter Rückenschmerz zeigt häufig eine Betonung nachts bzw. in Ruhe beim Liegen.
„Gerade tut es immerzu furchtbar weh, nur im Liegen lässt der Schmerz etwas nach. Stehen, gehen, sitzen kann ich kaum. Wie soll ich mich so um Mutter kümmern? Von der Arbeit ganz zu schweigen. Zum Glück übernimmt meine Schwester Mutters Pflege für ein paar Tage. Aber die Kantine?“	*Patientin*
„Eins nach dem anderen, Frau K. Ich werde Sie zunächst untersuchen und dann entscheiden wir, wie es weitergeht.“	*Ärztin* führt eine internistische, neurologische und orientierend neuroorthopädische Untersuchung durch.

„Frau K., ich konnte bei Ihrer körperlichen Untersuchung keinen schwerwiegenden krankhaften Befund erheben, auf eine erneute Röntgendiagnostik können wir verzichten. Allerdings ist die gesamte untere Rückenmuskulatur stark verspannt. Das muss sehr schmerzhaft sein. Auch die Gesäßmuskulatur auf der rechten Seite ist angespannt, was das Kribbeln im Oberschenkel erklärt. Ich werde Sie für eine Woche arbeitsunfähig erklären. Gegen die Schmerzen bekommen sie Ibuprofen und ein muskelentspannendes Mittel. Wenn Ihnen Wärme gut tut, sollten Sie Wärme regelmäßig anwenden, ebenfalls die Stufenbettlagerung, die Ihnen beim letzten Mal geholfen hat. Wichtig ist aber auch, dass Sie nicht nur im Bett liegen, sondern sich bewegen, Ihre Dehnungsübungen machen, eine kleine Runde spazieren gehen. Sonst setzt sich der Schmerz erst recht fest. Wir sehen uns Anfang nächster Woche wieder, einverstanden?“	*Ärztin* – über die Gutartigkeit der Beschwerden aufklären, ohne diese zu bagatellisieren, nicht indizierte Untersuchungen vermeiden – angemessenes Procedere erläutern – Akutmedikation – nichtmedikamentöse Schmerzkontrolle zum Erleben von Selbstwirksamkeit – die Wichtigkeit von frühzeitiger körperlicher Aktivität erläutern, keine Bettruhe beim nichtspezifischen Rückenschmerz
„Und wenn es gar nicht besser oder sogar noch schlimmer wird?“	*Patientin*
„Geben Sie den Medikamenten und anderen Maßnahmen eine Chance zu wirken. Ich bin mir sicher, dass dies alles helfen wird. Sollte es Ihnen dennoch in der Zwischenzeit schlechter gehen oder neue Symptome auftreten, melden Sie sich vorher bei mir oder dem kassenärztlichen Notdienst.“	*Ärztin* – Hoffnung machen – Ängste nehmen – Abwenden eines potentiell gefährlichen Verlaufs – Kontaktangebot
„In Ordnung, Frau Doktor.“	*Patientin*

Zweite Konsultation

„Guten Tag Frau K., geht es Ihnen besser?“	*Ärztin*
„Es geht etwas besser, aber weg ist der Schmerz nicht. In letzter Zeit tut oft auch der Nacken weh. Ach, eigentlich habe ich seit fast einem Jahr immerzu Schmerzen – mal mehr, mal weniger stark.“	*Patientin* Zeichen für die Chronifizierung: Tendenz zur Generalisierung, keine schmerzfreien Phasen
„Das haben Sie beim letzten Mal schon angedeutet. Frau K., was denken Sie, woran es liegt, dass Ihr Rücken ständig schmerzt?“	*Ärztin* Fragen nach Patientenvorstellung zur Schmerzentstehung
„Ich weiß nicht recht. Der Rücken ist kaputt, hat mein Orthopäde gesagt. Kein Wunder, bei der Plackerei. Seit ich 16 bin, stehe ich tagein tagaus in der Kantine.“	*Patientin* oft mechanistisches, monokausales Schmerzmodell, teils iatrogen genährt
„Sicher, die harte Arbeit hinterlässt ihre Spuren an der Wirbelsäule. Aber wie ich Ihnen beim letzten Hexenschuss schon sagte, als wir uns die MRT-Bilder vom Orthopäden angesehen haben: Verschleißerscheinungen führen nicht automatisch zu Schmerzen. Es gibt viele 70-Jährige, die mehrere Bandscheibenvorfälle haben, aber schmerzfrei sind. Und dann gibt es 18-Jährige mit einer jungfräulichen Wirbelsäule und Büromenschen, die den ganzen Tag sitzen, aber stärkste Beschwerden haben.“	*Ärztin* Patientenmodell nicht verwerfen, sondern aufnehmen, sanft korrigieren und erweitern
„Aber woher kommen die Schmerzen dann?“	*Patientin*
„Einerseits haben Sie Muskel-Skelett-Beschwerden aufgrund der einseitigen Beanspruchung des Rückens. Das allein führt aber nicht zu andauernden, d. h. chronischen Schmerzen. Dafür braucht es noch andere Faktoren. Gibt es Dinge, die Sie belasten?“	*Ärztin* Erfragen sog. „yellow flags“ der Schmerzchronifizierung, den psychosozialen Belastungsfaktoren

„Vielleicht ist mir alles zu viel geworden. Ich quäle mich nur noch durch den Tag. Schon morgens, wenn ich Mutter für den Tag herrichte und mit ihr frühstücke, habe ich Horror vor der Kantine. Davor, die Kartoffelsäcke zu tragen, die Kessel hin und her zu wuchten. Jede Drehung im Rumpf, jedes Heben schmerzt. Die Arbeit macht keine Freude mehr, ich kann nicht lange stehen. Aber es muss ja sein, also reiße ich mich zusammen, verlagere mein Gewicht von einem Bein aufs andere, so lange, bis nichts mehr geht und ich mich hinsetzen muss. Bei meinen Kolleginnen kommt das nicht gut an, die halten mich für einen Drückeberger. Die Stimmung ist schlecht, seit zwei Mitarbeiter entlassen wurden und wir alle dadurch Mehrarbeit leisten müssen. Einige meinen, man hätte eher mich rauswerfen sollen, so oft wie ich ausfalle. Und das, obwohl ich am längsten dabei bin und die anderen damals angelernt habe!“	*Patientin* – Überlastung – Erwartungsangst – Arbeitsplatzunzufriedenheit, Durchhaltestrategien führen oft zur Schmerzverstärkung. – mangelnde Anerkennung und Wertschätzung – Frustration – Konflikt am Arbeitsplatz
„Das ist bestimmt nicht leicht, in so einer Atmosphäre zu arbeiten.“	*Ärztin* Verständnis für Situation
„Nein, das ist es nicht. Und zu Hause geht es weiter: Einkaufen mit Mutter, Abendbrot bereiten, Mutter beim Waschen und Umziehen helfen, sie ins Bett bringen. Und dabei immer die gleichen Fragen und Geschichten hören, ihre Wutausbrüche, das Weinen, ihre Hilflosigkeit. Sie hat sich so verändert mit der Demenz.“	*Patientin* familiäre Belastungssituation
„Schwer zu ertragen, wenn ein geliebter Mensch krank ist.“	*Ärztin* einfühlendes Verhalten
„Und nichts dagegen tun zu können (weint)! Abends liege ich dann auf dem Sofa und will einfach nur entspannen. Aber selbst dann gibt der Rücken keine Ruhe, egal wie ich mich hinlege. Und die Gedanken kreisen immer um Mutter. Ihren Lebtag lang hat sie geackert für uns Kinder, und nun hat sie nichts von ihrem Lebensabend.“	*Patientin*

„So kommt zu dem körperlichen auch der seelische Schmerz. Und beidem fühlen Sie sich hilflos ausgeliefert."	*Ärztin* Reflexion und Validierung
„Genauso ist es."	*Patientin*
„Aber ist es wirklich so? Gibt es Situationen, in denen Ihr Kreuz weniger schmerzt? Was tut Ihrem Rücken gut? Und wie ist es mit Aktivitäten, die Ihnen Freude bereiten?"	*Ärztin* Überleiten zur ressourcenorientierten Krankheitsbewältigung
„Ach, ich habe schon so lange nichts unternommen. Und wenn, dann hat mir der verdammte Rücken alles verleidet. Im März hat mir meine Freundin Konzertkarten zum Geburtstag geschenkt. Ich habe mich sehr gefreut. Aber schon nach 20 Minuten habe ich es kaum ausgehalten im Sitz, so hat das Kreuz geschmerzt. In der Pause musste ich gehen und meine Freundin war beleidigt. Und nachdem ich dreimal unseren Schwimm- und Saunatag abgesagt habe, weil es Mutter nicht gut ging, meldet sie sich gar nicht mehr. Dabei tat mir der Saunatag mit ihr immer so gut. Ich traue mich einfach nicht, sie anzurufen."	*Patientin* – soziale Isolation – fühlt sich unverstanden, auch von nahestehenden Menschen. – Angst vor erneuter Zurückweisung
„Hatten Sie in der Sauna Rückenschmerzen?"	*Ärztin*
„Ich glaube nicht, nein. Die Wärme hat gut getan."	*Patientin*
„Gibt es noch andere Dinge, die Ihnen eigentlich gut tun, die Sie aber aufgegeben haben?"	*Ärztin*
„Ja, einiges. Den Kinder-Kochclub. Früher habe ich einmal pro Woche mit Grundschülern nachmittags gekocht und ihnen so gesunde Ernährung beigebracht, ein großer Spaß für alle. Die Nordic-Walking-Gruppe mittwochs am Weißensee. Und die Kräuterwanderungen mit dem Botanik-Verein, die waren wunderbar. Jeden ersten Sonntag im Monat haben wir uns getroffen. Aber das geht doch alles nicht mit Kreuzschmerzen!"	*Patientin*

„Also lassen Sie es bleiben, aus Angst, dass Sie mit den Schmerzen nicht mithalten können und den anderen zur Last fallen."	*Ärztin* Reflexion des Angst-/ Vermeidungsverhaltens
„Ja, so ist es."	*Patientin*
„Was wäre, wenn ich eine Fee wäre und Ihre Kreuzschmerzen jetzt auf der Stelle wegzaubern würde? Was würden Sie tun?"	*Ärztin* Feenfrage zur Erörterung des Hauptwunsches
„Ich weiß nicht, so einfach ist das nicht. Denn selbst wenn ich keine Rückenschmerzen hätte, ist da noch meine kranke Mutter, die seit einem Jahr meine ganze Freizeit in Anspruch nimmt. Und Mutter lässt sich nicht einfach wegzaubern, die schiebe ich nicht ins Heim ab, das hat sie nicht verdient!"	*Patientin* – Skepsis – Hinweis auf Werte: z. B. eine dankbare und fürsorgliche Tochter zu sein (s. Kap. 1.6)
„Frau K., das verlangt auch niemand von Ihnen. Und dennoch: Versuchen Sie innerlich mal einen Schritt zurückzutreten und Ihre Situation als eine gute Freundin von außen zu betrachten. Nach allem, was Sie gehört haben: Welchen Rat würden Sie ihr geben? Was könnte man ändern, damit es der Freundin und Ihrem Rücken wieder besser geht? Würden Sie bis zum nächsten Termin darüber nachdenken und einige Ideen aufschreiben?"	*Ärztin* Perspektivwechsel als akzeptanzfördernde Strategie (s. Kap. 1.4)
„Ich werde es versuchen."	*Patientin*
„Prima. Auch ich werde mir bis zu unserem nächsten Termin ein paar Gedanken zur Verbesserung Ihrer Situation notieren. Und noch etwas: Wie wäre es am Wochenende mit einem Rückenwohltag in der Sauna? Könnte Ihre Schwester sich um Ihre Mutter kümmern?"	*Ärztin* – gemeinsam Ressourcen erarbeiten, salutogenes Verhalten initiieren – Machbarkeit erfragen
„Mal sehen, ich werde sie fragen."	*Patientin*

Dritte Konsultation

„Guten Tag Frau K., schön, Sie zu sehen. Wie geht es Ihnen?“	*Ärztin* Freude an Zusammenarbeit
„Guten Tag, Frau Doktor. Na ja, es geht so. Als ich mich zu Hause mit Papier und Stift hingesetzt und Freundin gespielt habe, sind mir die Tränen gekommen.“	*Patientin* Auseinandersetzung mit eigener Situation
„Das tut mir leid.“	*Ärztin*
„Nein, ist schon in Ordnung. Mir ist nur bewusst geworden, was ich alles verloren habe durch meine Krankheit und die Krankheit meiner Mutter. Mein altes Leben ist weg, nur der Schmerz ist geblieben. Ich vermisse mein altes Leben, und besonders vermisse ich meine Freundin.“	*Patientin*
„Und was haben Sie daraufhin der imaginären Freundin und damit sich selbst geraten?“	*Ärztin*
„Dass sie sich einen Ruck geben und ihre Freundin anrufen soll. Tja, und das habe ich dann auch getan.“	*Patientin*
„Toll, das ist sehr mutig von Ihnen. Wie hat sie reagiert?“	*Ärztin* Wertschätzung
„Erst war sie etwas reserviert. Aber als ich ihr gesagt habe, wie leid es mir tut, dass ich sie vernachlässigt habe, wie sehr ich sie vermisse und dass ich gern einen Schwimm- und Saunatag zur Versöhnung mit ihr verbringen würde, hat sie sofort zugesagt. Für nächsten Samstag, da hat meine Schwester auch Zeit, sich um Mutter zu kümmern. An diesem Wochenende ging es nicht. Ich hätte auch nicht allein in die Sauna gewollt.“	*Patientin*
„Das ist in Ordnung.“	*Ärztin*
„Aber einen kleinen Spaziergang habe ich im Botanischen Garten gemacht, wegen der Bewegung. Weit bin ich nicht gekommen, der Rücken hat schon nach kurzer Zeit gezwickt. Da habe ich Pause gemacht und mich auf eine Bank gesetzt.“	*Patientin*

„Und der Schmerz?"	*Ärztin* Veränderlichkeit der Schmerzen erfragen und so bewusst machen, was schmerzlindernd wirkt
„Der hat dann nachgelassen. Es war schön, in der Sonne zu sitzen und die Blumen anzusehen."	*Patientin*
„Also, ich bin sehr beeindruckt. Sie sind mit Schmerzen spazieren gegangen und haben es trotzdem genossen, so dass der Schmerz schließlich nachließ."	*Ärztin* Verstärken von selbstwirksamem aktiven Verhalten der Patientin
„Und wie geht es weiter? Ich habe Angst, dass der Schmerz mich wieder überwältigt."	*Patientin* Katastrophisierung
„Darf ich Ihnen meine Gedanken zur Verbesserung Ihrer Situation schildern?"	*Ärztin* Einverständnis einholen
„Ich bitte darum."	*Patientin*
„Es gibt einen neuen Rehasportverein, der eine physiotherapeutisch betreute Rückengruppe anbietet. Ich würde Ihnen gern zunächst 50 Stunden Rehasport verordnen. Regelmäßiger Ausdauersport wäre ebenfalls wichtig zur Schmerzprophylaxe – Ihre alte Nordic-Walking-Gruppe gibt es noch."	*Ärztin* Schmerzprophylaxe
„Und wann soll ich das alles machen? Ich muss wieder arbeiten und mich um Mutter kümmern."	*Patientin*
„Das ist der nächste Punkt. Ich habe verstanden, dass Sie Ihre Mutter weiter zu Hause pflegen wollen und finde das unterstützenswert. Jedoch bringt es Ihrer Mutter nichts, wenn Sie durch völlige Selbstaufgabe krank werden. Es gibt verschiedene Möglichkeiten, sich Unterstützung zu holen. Wie wäre es, endlich eine Pflegestufe zu beantragen? Die Eins oder Null ist bestimmt drin. So hätten Sie ein finanzielles Polster und könnten die Arbeitsstunden in der Kantine reduzieren."	*Ärztin* Wertschätzung der Leistung der Patientin, Hilfsangebote

„Ich weiß nicht recht. Ich habe immer Vollzeit gearbeitet."	*Patientin*
„Weniger Arbeitsstunden würden dazu beitragen, dass der Schmerz nicht erst wieder unerträglich wird, weil Sie immerzu die Zähne zusammenbeißen müssen und sich so überlasten. Zu Hause könnten Sie Ihre Schwester regelmäßig einbeziehen, zum Beispiel, dass sie an ein bis zwei festen Tagen in der Woche die Pflege übernimmt sowie einen Tag an jedem zweiten Wochenende. Das wäre ihr doch zumutbar? Sprechen Sie Ihre Schwester darauf an. Sie brauchen Zeit zum Gesunden und Rückenstärkung im wahrsten Sinne des Wortes."	*Ärztin* Aufzeigen schmerzverstärkender Verhaltensweisen, Hilfe aus sozialem Umfeld
„Sie haben recht. Ich werde meine Schwester ansprechen."	*Patientin*
„Das finde ich gut. Und für Ihre Mutter habe ich auch Ideen: Es gibt im Bezirk eine Tagesbetreuung für demente Senioren mit Abhol- und Bringedienst, wo Ihre Mutter etwas mehr Beschäftigung und Abwechslung im Alltag hätte."	*Ärztin*
„Frau Doktor, das wird mir jetzt zu viel. Mir schwirrt der Kopf von den vielen Ideen. Ich kann auch kaum noch sitzen, der Rücken schmerzt schon wieder."	*Patientin*
„Entschuldigen Sie, Frau K., das ist wirklich sehr viel auf einmal. Deshalb lassen Sie uns auf das Wichtigste zurückkommen: Eine Reduktion der Arbeitszeit würde Ihnen helfen, Ihre Schmerzerkrankung besser zu bewältigen und Ihren Rücken zu stärken. Eine finanzielle Unterstützung, z. B. eine Pflegestufe für Ihre Mutter, könnte Ihnen das ermöglichen. Ich schlage vor, dass Sie sich diesen Vorschlag bis zum nächsten Mal durch den Kopf gehen lassen und auch mit Ihrer Schwester sprechen. Wenn Sie dann einverstanden sind, füllen wir beim nächsten Mal den Antrag aus."	*Ärztin* Zusammenfassung

„So machen wir es. Und am Samstag gehe ich mit meiner Freundin in die Sauna."	*Patientin*
„Wunderbar. Sie erobern sich Ihr Leben Schritt für Schritt zurück."	*Ärztin*

Literatur

[1] Arbeitsgemeinschaft der Wissenschaftlichen Medizinischen Fachgesellschaften. Nationale-VersorgungsLeitlinie: Kreuzschmerz. Verfügbar unter: http://www.awmf.org/uploads/tx_szleitlinien/nvl-007l_S3_Kreuzschmerz_2015-10.pdf. Letzter Aufruf April 2016.

Vittoria Braun

2.1.5 69-jährige Geschäftsfrau verlor den Ehemann und reagiert mit vermehrten Herzbeschwerden und Schlafstörungen

69-jährige Rentnerin, ehemals Geschäftsfrau. Anlässlich des ersten Todestages ihres Mannes geht es ihr insgesamt deutlich schlechter, Schlafstörungen bestehen häufig, vor allem Durchschlafstörungen machen ihr den nächsten Tag schwer aushaltbar, sie ist sehr traurig, hat Termine zum Freundestreffen abgesagt und berichtet, in der letzten Nacht zwischen 4 und 5 Uhr starkes Engegefühl im Brustkorb gehabt zu haben, zusätzlich seien Angstgefühl und Atemnot aufgetreten.

Erste Konsultation

„Wie lange traten heute Nacht die vermeintlichen Herzschmerzen auf, waren sie stärker als zu den vorigen Malen, mussten Sie Nitrospray nehmen?“	*Ärztin* Erheben der jetzigen Beschwerden
„Dieses Engegefühl war stärker als sonst und dauerte ca. 10 Minuten. Ich hatte Angst, dass es noch schlimmer werden könnte und nahm zwei Hübe Nitrangin-Spray. Innerhalb von einigen Minuten gingen die Schmerzen zurück. Ich hatte Kopfdruck und war sehr schlapp.“	*Patientin*
„Ich gehe davon aus, Frau B., dass Sie leider wieder einen Herz-Anfall hatten. Der kurzfristige Druck im Kopf nach Gabe des Nitro-Sprays kommt dadurch zustande, dass auch die Gehirngefäße plötzlich stärker durchblutet wurden. Ihre Schwäche nach dem Anfall spricht gleichermaßen dafür, dass Ihr Herz sich heftig „gemeldet hat“. Ich möchte Sie gleich körperlich untersuchen, ein EKG schreiben und eine Blutuntersuchung durchführen, um auszuschließen, dass Sie nicht einen Herzinfarkt hatten.“	*Ärztin* – Erklären der Symptome – sorgfältige klinische Untersuchung – Abwenden eines gefährlichen Verlaufs!
(Ärztin erhebt klinischen Organstatus, misst den Blutdruck, schreibt ein Ruhe-EKG und realisiert eine Blutuntersuchung (Troponintest). Sie findet keinen Anhalt für ein akutes Koronarsyndrom.)	

„Liebe Frau B., zum Glück bestehen keine krankhaften Befunde, es heißt aber nur, dass Sie letzte Nacht keinen Herzinfarkt hatten, wahrscheinlich ein sogenanntes Angina-pectoris-Syndrom. Das sind wiederkehrende Episoden, bei denen sich Herzkranzgefäße verengen. Die letzte kardiologische Kontrolle liegt etwas mehr als ein Jahr zurück. Ich schlage Ihnen vor, sich baldmöglichst der Herzspezialistin vorzustellen, ein Echokardiogramm und ein Stress-Echo durchführen zu lassen. Sie kennen die Untersuchungen ja schon und gehen am besten wieder zur gleichen Ärztin. Mit Hilfe der Untersuchungsergebnisse können wir dann gemeinsam entscheiden, ob noch weitere Maßnahmen erforderlich sind. Ist das okay?“

– Beruhigen
– Erläutern der weiteren Diagnostik, Einverständnis einholen

„Ja, ich gehe zu ihr, aber wissen Sie, Frau Doktor, eigentlich ist es mir egal, was da heraus kommt. Ohne meinen Mann macht das Leben sowieso keinen Spaß mehr.“

Patientin
Relativierung der Bemühungen der Ärztin: Mein Problem liegt viel tiefer.

„Das Leben macht Ihnen keine Freude mehr. Ich glaube, Ihre Trauer sehr gut zu verstehen. Die lange Ehe zwischen Ihrem Mann und Ihnen war wirklich etwas ganz Besonderes. Ich habe selten bei der Vielzahl meiner Patienten Paare erlebt, die so innig wie Sie harmonierten. Das dauert bestimmt noch längere Zeit, dass Sie um Ihren Mann trauern. Aber gerade, weil Sie so glücklich waren miteinander und zu den seltenen Menschen gehören, die die große Liebe leben durften, könnte Ihnen das vielleicht letztendlich helfen, den Verlust auszuhalten. Wie sehen Sie das?“

Ärztin
Wertschätzung der Trauer der Patientin

„Ein wenig haben Sie recht. Manchmal gelingt es mir, ruhig und dankbar zu sein, dann wieder zerreißt es mich vor lauter Schmerz. So viele Dinge im Haus erinnern mich an ihn. Öfter denke ich, er müsste gleich zur Tür hereinkommen. Am schlimmsten ist es, morgens allein aufzuwachen.“

Patientin
Zerrissenheit ihrer Gefühle

„Sie sind hin- und hergerissen. Die Gefühle wechseln häufig. Das ist ganz natürlich bei einer solch schweren Trauer. Wie sieht denn so ein ganz normaler Tag bei Ihnen aus, Frau B.?“	*Ärztin* validiert die Emotionen und setzt sie in den Rahmen der Normalität, erfragt Auswirkungen der Trauer auf den Alltag.
„Ach, Frau Doktor, die Tage sind oft trüb. Da ich schlecht oder gar nicht schlafe, quäle ich mich über den Tag. Einmal in der Woche kommt mein Sohn zu mir, dann geht es mir besser. Wir essen zusammen und erzählen allerdings meist über seine Probleme. Ein- bis zweimal im Monat besucht mich meine 19-jährige Enkelin (lacht, Gesicht wird heller). Sie tut mir gut. Wenn sie da ist, fühle ich mich leichter.“	*Patientin*
„Sehr gut, Frau B., der Kontakt zur Familie tut Ihnen gut. Es ist beruhigend, das zu hören. Für heute muss ich zum Abschluss kommen. Wir machen, wenn es Ihnen recht ist, einen Termin in 2 bis 3 Wochen aus, um dann die Befunde der Kardiologin zu besprechen. Kommen Sie bitte zum Ende der Sprechstunde, damit wir etwas mehr Zeit füreinander haben. Sollten Sie allerdings zwischenzeitlich erneut Herzschmerzen oder Atemnot bekommen, melden Sie sich bitte sofort, rufen mich oder den Notdienst an.“	*Ärztin* – verstärkt die Bewältigungsstrategien, wie z. B. Einholen sozialer Unterstützung. – Hinweise zum Verhalten in Notsituationen
„Danke, Frau Doktor, ich komme bestimmt.“	*Patientin*

Zweite Konsultation

„Guten Tag, Frau B., wie geht es Ihnen? Ich hoffe, dass Sie in den letzten drei Wochen keine Herzschmerzen mehr hatten.“	*Ärztin* emphatisches Vorgehen, nonverbales Signalisieren, Zeit für die Patientin zu haben
„Es geht einigermaßen, Herzschmerzen hatte ich nicht, aber ich bin schlapp und kaputt, weil ich nachts weiter sehr schlecht schlafe. Die Befunde, die die Kardiologin erhoben hat, bringe ich mit. Sie sagte, sie seien gar nicht so schlecht.“	*Patientin*

„Ihr Echokardiogramm ist bis auf eine geringe Verkalkung einer Herzklappe in Ordnung. Ihr Herzmuskel funktioniert gut. Auch im Stress-Echo sehe ich keinen Hinweis, dass bei Belastung Sauerstoff-Not an den Herzmuskelzellen besteht. Ich gratuliere Ihnen zu diesen Befunden! Zurzeit besteht nach Meinung der Kardiologin und nach meiner Einschätzung nicht die Erfordernis, eine Herzkatheteruntersuchung vorzunehmen. Dass Sie weiter schlecht schlafen, ist aus meiner Sicht ein Ausdruck für Ihre Belastungssituation. Was denken Sie, könnte diesen Zustand verbessern? Sie erzählten beim letzten Mal so begeistert von Ihrer Enkelin.“	*Ärztin* – Erklärung des Befundes – Mut machen, Reframing
„Ach, Frau Doktor, das ist ja gut und schön, aber meine Enkelin ist jung, sie lebt ihr eigenes Leben. Ich will sie nicht öfter zu mir bitten.“	*Patientin*
„Was oder wer könnte Ihnen denn sonst noch helfen, wieder zu sich zu kommen?“	*Ärztin* aktives Herausarbeiten von Ressourcen
„Eigentlich habe ich einen großen Freundeskreis, aber ich will die Freunde nicht mit meinem Problem belasten.“	*Patientin*
„Wenn es Ihnen recht ist, würde ich einen Vorschlag machen, aber natürlich liegt es völlig bei Ihnen, ob Sie sich vorstellen könnten, dem zu folgen.“	*Ärztin* keine Ratschläge per se geben, vorher Patientin fragen, ob Empfehlungen gegeben werden sollen
„Ja, es ist mir recht.“	*Patientin*
„Wenn ich mich richtig erinnere, haben Sie mir vor ein paar Jahren erzählt, dass Sie in einem Malzirkel malen. Machen Sie das noch?“	*Ärztin* weiteres Aufspüren salutogener Ressourcen

„Nein, seit dem Tod meines Mannes male ich nicht mehr, aber ich habe noch Kontakte zu den Mitgliedern des Malzirkels, besonders zu einem. Der Malfreund hat gerade in der letzten Woche angerufen und gefragt, ob ich nicht wieder Lust hätte zu kommen. Ich weiß nicht recht, damals habe ich mich immer auf den Mal-Mittwoch gefreut, aber auf der anderen Seite habe ich Angst, den Pinsel wieder anzufassen. Es kommt mir wie ein Verrat an meinem Mann vor."	*Patientin*
„Es kommt Ihnen wie ein Verrat vor, den Pinsel wieder anzufassen."	*Ärztin* Wiederholen der Feststellung, um Patientin zu motivieren, über den Sinn nachzudenken, keine Wertung!
„Eigentlich ist es Quatsch. Wir leben ja nicht mehr im Mittelalter. Ich glaube, mein Mann wollte auch, dass ich wieder Freude habe."	*Patientin*
„Ihr Mann wollte ganz bestimmt, dass Sie wieder Freude haben. Ich erinnere mich, wie stolz Ihr Mann immer auf Sie war, dass Sie eine besonders kreative Frau sind. Sie können, wenn Sie mögen, den Versuch machen, Frau B., in den nächsten zwei Wochen ein Bild von sich zu malen: Wo Sie jetzt sind und wo Sie gerne hin wollen. Vielleicht bringen Sie mir zur nächsten Konsultation dieses Bild mit?"	*Ärztin* – Reflexion – neuen Lebenssinn auf kreative Weise entdecken
„Mal sehen, Frau Doktor. Was kann ich denn wegen meiner Schlafstörungen machen?"	*Patientin* ist ambivalent.

„Versuchen Sie bitte, täglich eine Stunde spazieren zu gehen und dann ganz diszipliniert jeden Abend zur gleichen Zeit ins Bett zu gehen, eine halbe Stunde davor ein warmes Fußbad zu machen, gegebenenfalls Milch mit Honig oder Baldriantee zu trinken, zum Einschlafen immer die gleiche ruhige Melodie zu hören, ein paar Seiten zu lesen und frühmorgens zur gleichen Zeit aufzustehen – auch wenn Sie noch müde sind. Richtig gut würde helfen, wenn Sie sich einer Yoga-Gruppe anschließen könnten. Aber Sie müssen auch nicht alles auf einmal machen. Beim nächsten Mal sprechen wir weiter. Wollen Sie in zwei Wochen kommen?“	*Ärztin* Statt Sedativa zu verordnen verhaltensmedizinische Beratung: Schlafritual einschließlich körperlicher Aktivierung empfehlen
„Ja.“	*Patientin*

Dritte Konsultation

„Guten Tag, Frau B.! Jetzt bin ich aber gespannt, wie Ihre letzten zwei Wochen waren.“	*Ärztin* ehrliches Interesse am Befinden zeigen
„Es geht mir etwas besser. Vor ein paar Tagen hatte ich bei einem schnellen Spaziergang leichte Herzschmerzen, die aber nach einigen tiefen Atemzügen wieder vergingen. Nachdem ich jeden Tag spazieren gehe, kann ich etwas besser schlafen. Das Schlafritual regelmäßig einzuhalten, wie Sie es vorschlugen, gelingt mir nicht durchgängig. Ich habe wirklich versucht, ein Bild über mein Selbst zu malen. Hier ist es. Beim Malen habe ich sehr geweint, aber danach war mir leichter.“	*Patientin*
„Ich danke Ihnen sehr, dass Sie ein solches Vertrauen haben, mir dieses Bild zu zeigen. Erklären Sie mir bitte Ihre Gedanken zu der Zeichnung!“	*Ärztin* Ernstnehmen der Gefühle der Patientin, nicht selbst Hypothesen zum Bild machen, sondern Patientin Bildbeschreibung vornehmen lassen

„Ich habe eine Wegkreuzung gemalt, vorher war ich mit meinem Mann auf einem breiten sicheren Weg, jetzt stehe ich allein an der Kreuzung und merke auf einmal, dass doch noch etliche Wege möglich sind, schmalere zwar, vielleicht holprig, aber gangbar."	*Patientin*
„Die Idee mit der Wegkreuzung schildert Ihre Lebenssituation anschaulich. Ich bin berührt von diesem treffenden Vergleich! Ich kann mir vorstellen, dass die Mitglieder des Malzirkels sich sehr darüber freuen würden."	*Ärztin* Wertschätzung
„Ja, ich habe schon bei der „Malchefin" angerufen und angekündigt, dass ich nächste Woche kommen werde. Sie hat sich darüber gefreut."	*Patientin*
„Das glaube ich gerne. Sie waren in der Gruppe bestimmt sehr beliebt und haben für andere mit gesorgt. Ich wünsche Ihnen sehr viel Freude für diesen ersten Tag! Wir können wohl jetzt die nächste Konsultation zu einem etwas späteren Termin einplanen. Wollen Sie in vier bis sechs Wochen kommen? Wenn zwischenzeitlich Beschwerden auftreten, natürlich gern eher."	*Ärztin* Bestärkung des salutogenen Schrittes!

2.2 Bei Menschen, die an beruflichen Stressoren leiden

Vittoria Braun

2.2.1 57-jähriger Informatiker mit langjähriger beruflicher Stress-Situation und Nikotinabusus

Herr M., 57-jähriger Informatiker, kommt erstmalig in die hausärztliche Sprechstunde und berichtet, seit vier bis sechs Wochen zunehmend körperliche Schwäche zu spüren. Das Treppensteigen falle ihm schwer, er bekäme schon nach einigen Stufen Atemnot und wäre insgesamt körperlich nicht mehr so leistungsfähig, wie er es gewohnt sei.

Erste Konsultation

„Hatten Sie in den vergangenen Jahren bereits eine ähnliche Symptomatik wie Luftnot, körperliche Schwäche oder ein Engegefühl im Brustkorb?“	*Ärztin* Erheben der symptombezogenen Anamnese
„Ja, ich hatte vor fünf Jahren einen kleinen Herzinfarkt. Damals traten kurzfristig Herzschmerzen und Atemnot auf. Ich wurde im Krankenhaus und anschließend in einer Kurklinik behandelt, bekam einen Betablocker verschrieben, den ich jedoch nach einem Vierteljahr abgesetzt habe, da es mir wieder gut ging. Ich wollte keine Tabletten schlucken und zum Arztgänger werden.“	*Patient*
„Das kann ich gut verstehen. Erzählen Sie mir bitte von dieser Zeit, als Sie den Herzinfarkt erlitten. Was glauben Sie, war die Ursache?“	*Ärztin* Validieren des Krankheitsverständnisses
„Ich stand zu jener Zeit beruflich sehr unter Stress, hatte die Chance, eine neue Stelle als Leiter einer Abteilung für Informatik in einem Forschungsinstitut zu bekommen, wollte das unbedingt schaffen und habe viele Überstunden gemacht.“	*Patient*
„Da hatten Sie sich viel vorgenommen, und ich kann nachvollziehen, welchen hohen Anspruch Sie an sich stellten. Gab es Ihres Erachtens auch noch andere Gründe für den Herzinfarkt? Hatten Sie noch Zeit, Sport zu treiben, rauchen Sie?“	*Ärztin* – Wertschätzung des beruflichen Einsatzes – Frage nach weiteren Risikofaktoren

„Während meiner 70–80 Arbeitsstunden pro Woche hatte ich keine Zeit, Sport zu treiben. Rauchen war und ist für mich eine gute Entspannung.“	*Patient*
„Sie rauchen, um sich zu entspannen. Seit wann rauchen Sie und wie viel? Wann rauchen Sie Ihre erste Zigarette am Tag?“	*Ärztin* Reflexion und Nachhaken
„Ich rauche seit meinem 16. Lebensjahr, in den letzten 30 Jahren ca. 20–30 Zigaretten pro Tag. Meine erste Zigarette rauche ich morgens zur Tasse Kaffee.“	*Patient*
„Kommen wir zurück zu Ihren jetzigen Beschwerden. Haben Sie außer Atemnot jetzt auch Herzschmerzen, nächtliches Wasserlassen oder geschwollene Füße beobachtet?“	*Ärztin* weiter symptombezogene Anamnese
„Manchmal habe ich eine gewisse Enge hinter dem Brustbein. Sie verschwindet aber nach einigen Minuten. Geschwollene Füße und nächtliches Wasserlassen bestehen nicht. Die Atemnot und die Schlappheit stören mich am meisten.“	*Patient*
„Sagte Ihnen schon einmal ein Arzt, dass Sie Diabetes oder eine Fettstoffwechselstörung hatten?“	*Ärztin*
„Nein.“	*Patient*
„Haben Sie unabhängig von dem durchgemachten Herzinfarkt im Laufe Ihres Lebens an irgendwelchen anderen Erkrankungen gelitten, waren Sie einmal im Krankenhaus oder in Ihrer Kindheit vielleicht vom Sport befreit? Hatten Sie jemals einen Unfall?“	*Ärztin* Erheben der Eigenanamnese, Gefühl des sorgfältigen und ganzheitlichen Vorgehens vermitteln
„Nein, ich war eigentlich bis auf diesen Infarkt immer gesund.“	*Patient*
„Sie sagten schon, dass Sie Informatiker sind. Wie ist Ihre familiäre Situation?“	*Ärztin* soziale Situation erfragen
„Es geht mir familiär gut, ich bin verheiratet und habe drei erwachsene Kinder.“	*Patient*

„Gibt es in Ihrer Herkunftsfamilie schwerwiegende Krankheitsbilder, wie beispielsweise Schlaganfall, Herzinfarkt, Diabetes mellitus oder Krebserkrankungen?“	*Ärztin* Familienanamnese
„Meine Mutter hatte einen Herzinfarkt und mein Vater einen Schlaganfall. Beide sind relativ früh verstorben: meine Mutter mit 72 und mein Vater mit 75 Jahren.“	*Patient*
„Ich möchte Sie jetzt körperlich untersuchen.“ (Die Ärztin erhebt einen klinischen Organstatus und findet bis auf einen gering ausgeprägten Emphysemthorax, eine Tachykardie von 94/min und einen erhöhten Blutdruck an beiden Armen von 165/95 keinen weiteren pathologischen Befund.)	*Ärztin* angemessenes ärztliches Procedere, das für den Patienten nachvollziehbar ist
„Ich finde es gut, dass Sie normalgewichtig sind, nicht in Ordnung sind der zu schnelle Herzschlag und der erhöhte Blutdruck. Ich vermute, dass Sie eine beginnende Herzschwäche haben, und wenn Sie einverstanden sind, werde ich jetzt bei Ihnen ein EKG durchführen lassen und Sie bitten, in den nächsten Tagen zur Laboruntersuchung in meine Praxis zu kommen. Ich möchte Ihren Blutzucker, den Cholesterinspiegel, Leberwerte, die Nierenfunktion, das Blutbild, einen Schilddrüsenwert und den Urin kontrollieren. Wegen des erhöhten Blutdrucks schlage ich Ihnen vor, mit meiner Mitarbeiterin einen Termin für eine 24h-Blutdruckkontrolle auszumachen, um herauszufinden, ob die eben gemessenen Werte sich bestätigen. Zusätzlich überweise ich Sie zur Ultraschall-Untersuchung des Herzens – der sogenannten Echokardiographie – zum Herzspezialisten, mit der feststellbar ist, ob eine Herzschwäche besteht, die Ihre Atemnot erklärt. Zudem möchte ich Sie bitten, zum Röntgen der Lunge zu gehen und hier in der Praxis einen Lungenfunktionstest zu machen. Das sind jetzt etliche Maßnahmen, mit denen ich Ihre Beschwerden abklären möchte. Ist das für Sie in Ordnung?“	– Erklärung des Untersuchungsbefundes – Erläuterung der weiteren diagnostischen Maßnahmen

„Ja, ich möchte wissen, warum ich mich so schlecht fühle. Außerdem liegt mir meine Frau in den Ohren, dass ich mich endlich um meine Gesundheit kümmern soll."	*Patient*
„Ihre Frau macht sich bestimmt Sorgen um Sie. Wenn es Ihnen recht ist, würde ich Sie für zwei Wochen aus dem Verkehr ziehen, damit Sie etwas zur Ruhe kommen, Zeit für sich haben und die veranlassten Untersuchungen durchführen können."	*Ärztin*
„Als ich mich heute Morgen entschloss, zu Ihnen zu kommen, hoffte ich, dass Sie mir das anbieten würden. Darum gebeten hätte ich Sie nicht."	*Patient* will es selbst schaffen. Er ist so zu führen, dass er Entscheidungen bewusst allein trifft.
„Sie verlangen offensichtlich sehr viel von sich und wollen immer allen Anforderungen nachkommen. Jetzt werde ich Sie erst einmal für zwei Wochen arbeitsunfähig erklären. Wir sehen uns in 10 Tagen wieder, um die Befunde zu besprechen und weitere Behandlungsmaßnahmen zu erörtern. Falls es Ihnen inzwischen schlechter gehen sollte, Sie ein Druckgefühl oder Schmerzen im Brustkorb bekommen, die Atemnot sich verstärkt, rufen Sie mich oder den Notdienst bitte sofort an. Ich hoffe, dass das nicht erforderlich sein wird. Ihre Beschwerden sind gut behandelbar. Ich möchte Ihnen gern dabei helfen."	*Ärztin* – Wertschätzung des Patienten – Abwenden eines gefährlichen Verlaufs! – Vertrauen aufbauen

Zweite Konsultation

„Guten Tag, Herr M., wie geht es Ihnen?"	*Ärztin*
„Mir geht es gar nicht gut. Atemnot und Schwäche bestehen weiterhin. Ich kann nachts nicht gut schlafen, habe Bedenken, wieder einen Herzinfarkt zu bekommen und das Gefühl, in einer Falle zu sitzen."	*Patient*

„Es tut mir leid, dass Sie sich so schlecht fühlen. Die mittlerweile erhobenen Untersuchungen erklären Ihre Beschwerden. Im EKG ist zu sehen, dass Sie einen Hinterwandinfarkt hatten und Ihr Herz vergrößert ist. Die Echokardiographie zeigt ebenfalls, dass die Leistungsfähigkeit des Herzens eingeschränkt ist. Ihre Laborbefunde sind alle unauffällig. Der Lungen-Röntgenbefund weist auf ein sogenanntes Lungenemphysem hin. Das ist eine Überblähung der Lungenbläschen, wodurch der Sauerstoffaustausch nicht mehr optimal ist."	*Ärztin* – Verständnis für Beschwerden signalisieren – Informationen über die bestehende gesundheitliche Situation geben
„Hängt das mit dem Rauchen zusammen?"	*Patient*
„Ja. Sie machen sich bestimmt Sorgen, nicht wieder richtig in Schwung zu kommen."	*Ärztin* einfühlendes Verstehen
„Ich habe in den letzten zehn Tagen viel gegrübelt. Sie sagten mir beim letzten Mal, dass ich wahrscheinlich eine Herzschwäche habe und bestätigen das heute. Also bin ich chronisch krank, soll Tabletten schlucken und zum Arztgänger werden. Ich muss oft an meine Mutter denken, der es ebenso erging."	*Patient* macht sich Sorgen um seine Gesundheit.
„Sie sprechen wiederholt von Ihrer Furcht, zum Arztgänger zu werden. Resultieren diese Bedenken aus einem früheren Geschehnis?"	*Ärztin* Ursachen der Ängste erfragen
„Ja, ich glaube, meine Mutter hätte länger leben können, wenn Sie von ihrem damaligen Arzt besser behandelt worden wäre. Sie hat die vielen Tabletten über Jahre geschluckt und ist dann doch am Herzinfarkt gestorben."	*Patient*
„Das tut mir leid. Ich kann Ihre Sorgen gut nachfühlen. Aber Sie sind noch relativ jung. Sie berichteten in unserem letzten Gespräch voller Begeisterung über Ihre Arbeit, die Sie mit besonderer Willensstärke voranbringen. Bestimmt haben Sie sich schon überlegt, wie Sie Ihre jetzige Situation wieder in den Griff bekommen können."	*Ärztin* – Empathie spüren lassen – Wertschätzung – auf Ressourcen hinweisen – Diskrepanz entwickeln

„Ja, ja, theoretisch kann ich mir das ganz gut vorstellen: aufhören zu rauchen, Sport zu machen und weniger zu arbeiten. Aber ich weiß gar nicht, ob ich das wirklich will. Mir gefällt mein Leben so, wie es ist: große Forschungsaufträge zu bearbeiten, Erfolg und Anerkennung zu haben, mit meinem Freund und Kollegen gemeinsam in Pausen zu rauchen und zu entspannen. Eigentlich entspricht mir dieses schnelle Leben. Alles vorrangig auf die Gesundheit auszurichten, nach Plan Tabletten einzunehmen, Arzttermine zu realisieren, finde ich langweilig. Es passt eher zur älteren Generation.“	*Patient* Darstellung von Ambivalenz
„Das spricht für Ihre gefühlte Jugendlichkeit. Es ist wirklich bewundernswert, wie Sie sich beruflich „reinknien“. Aber haben Sie schon einmal darüber nachgedacht, wie es Ihnen gehen wird, wenn Sie so weiter machen wie bisher?“	*Ärztin* – Selbstwirksamkeit bestätigen – Respekt äußern – Verstärkung der Ambivalenz – Umlenken des Widerstandes, Problem an Patienten zurückgeben
„In den letzten Wochen immer öfter. Vielleicht könnte ich das Schicksal meiner Eltern erleiden.“	*Patient*
„Sie haben Bedenken, dass Ihre Herzkrankheit voranschreitet und Sie wie Ihre Eltern einen Herzinfarkt oder einen Schlaganfall erleiden werden, sehen also auf der einen Seite ein, dass der Zeitpunkt gekommen ist, aktiv etwas für die Gesundheit zu tun, auf der anderen Seite möchten Sie weiter hochrangige Wissenschaft betreiben, 10–12 Stunden pro Tag arbeiten und sich zwischendurch eine Zigarette schmecken lassen. Könnten Sie sich vorstellen, dass Sie dieses „Entweder oder“ in ein „Sowohl als auch“ umwandeln, weiter engagiert arbeiten, jedoch als wichtigstes Risiko das Rauchen einstellen, andere Entspannungsformen für sich entdecken und die Herz- und Blutdruckmedikamente einnehmen?“	*Ärztin* – Zusammenfassung der Probleme – Ausweg anbieten – aktive Einbeziehung

„Das ist leichter gesagt als getan. Das Einnehmen der Medikamente werde ich akzeptieren, aber auf meine geliebte Zigarette zu verzichten, ist schwer vorstellbar.“

Patient

„Da haben Sie völlig recht. Nur etwa ein Drittel der Raucher schafft den Absprung. Nach meiner Erfahrung, die ich über Jahre hinweg in der Sprechstunde mit Rauchern gemacht habe, würde ich einschätzen, dass Sie einer sind, der es schaffen wird. Was halten Sie davon, zu Hause in aller Ruhe einmal Bilanz zu ziehen und auf eine imaginäre Waage sowohl die Vorteile als auch die Nachteile des Rauchens zu legen. Vielleicht gibt es ja in Ihrer Familie oder im Freundeskreis jemand, der Ihnen beim Überdenken helfen kann?“

Ärztin
- Absichtsbildung
- Entscheidungshilfe
- Zuversicht vermitteln, an den Patienten glauben
- Hilfe aus sozialem Umfeld

„Ja, wahrscheinlich werde ich mit meinem Freund darüber reden. Vielleicht hört er ja auch auf zu rauchen.“

Patient

„Das ist eine sehr gute Idee. Schneller als mit dem Abgewöhnen des Rauchens kann ich Ihnen mit entsprechenden Medikamenten helfen, die bei Herzschwäche einen merkbaren Effekt haben. Das sind ein ACE-Hemmer und ein Betablocker. Über das langsame Einschleichen der Präparate gebe ich Ihnen ein Merkblatt mit. Ich habe gute Erfahrungen mit diesen beiden Arzneimitteln. Sie werden bestimmt bezüglich Ihrer Atemnot und Leistungsschwäche Besserung verspüren. Zudem werden diese Medikamente Ihren erhöhten Blutdruck normalisieren. Natürlich ist es auch wichtig, dass Sie möglichst dreimal wöchentlich einen Spaziergang machen. Wir sprechen in zwei Wochen darüber, wie Ihnen die Medikamente bekommen sind und ob Sie es geschafft haben, Spaziergänge zu machen. Bis dahin würde ich die Arbeitsbefreiung verlängern, wenn es Ihnen recht ist.“

Ärztin
- verständliche Erklärung der Therapie
- salutogene Ressourcen initiieren

Dritte Konsultation

„Ich freue mich, Sie wiederzusehen und hoffe, dass es Ihnen besser geht."	*Ärztin* vermittelt Interesse am Patienten.
„Ja, danke, es geht mir insgesamt etwas besser. Die Medikamente vertrage ich gut, das Laufen klappt besser. Ihre Anregung, Vor- und Nachteile des Rauchens zu überdenken, habe ich mit meinem Freund besprochen. Wir wollen den Versuch wagen, mit dem Rauchen aufzuhören."	*Patient*
„Das finde ich sehr anerkennenswert, auch von Ihrem Freund. Vermutlich liegt ihm viel an Ihnen. Haben Sie schon zeitliche Vorstellungen? Wollen Sie den Zigarettenkonsum stufenweise reduzieren? Brauchen Sie Medikamente, um das zu schaffen?"	*Ärztin* genauen Plan miteinander absprechen
„Wir haben uns überlegt, jeden Tag zwei Zigaretten weniger zu rauchen, könnten uns also in ca. 2 Wochen – möglichst ohne Medikamente – „runterrauchen", ggf. benutzen wir Nicorette-Spray oder -pflaster. Wenn ich nicht klarkomme, melde ich mich kurzfristig bei Ihnen. Im Übrigen möchte ich wieder arbeiten gehen, ich kann mir meine Zeit einteilen."	*Patient*
„Ich beglückwünsche Sie zu Ihrem Entschluss. Ich bin mir sicher, dass Sie es schaffen! Ihr Körper wird es Ihnen mit der Zeit danken. Wenn Sie Ihr Enkel irgendwann fragt, seit wann Sie nicht mehr rauchen, können Sie ihm vielleicht den 9. November als Tag des Mauerfalls nennen. Ihre kleine Revolution fällt dann mit der großen zusammen. Ich würde mich freuen, Sie in ca. 3–4 Wochen wiederzusehen, da ich Sie auch wegen der verordneten Medikamente untersuchen möchte."	*Ärztin* „Vorschuss"-Vertrauen geben, Hervorheben des persönlichen Patienten-Willens
„Ja, ich denke, dass ich kommen werde."	*Patient*

Georg Kremer, Christa-Maria Sibum-Kremer

2.2.2 55-jähriger arbeitsloser und alleinstehender Patient mit Alkoholabusus und metabolischem Syndrom

Der Patient ist 55 Jahre alt, gelernter Maurer, seit 8 Jahren nach einem Unfall ohne Arbeit, geschieden, eine Tochter, jetzt alleinstehend; er wohnt allein, ist nachlässig gekleidet und etwas ungepflegt.

Er ist seit Jahren Patient in der hausärztlich-internistischen Praxis und weist alle Anzeichen eines typischen metabolischen Syndroms auf: stark übergewichtig (BMI = 40), Bluthochdruck, gestörter Zuckerstoffwechsel, gestörter Fettstoffwechsel. Darüber hinaus erscheint der Patient in den letzten Jahren zunehmend niedergedrückter und antriebsloser.

In der Vergangenheit hatte die Hausärztin schon mehrfach mit dem Patienten über eine Reduktion seines Gewichts gesprochen und ihm entsprechende Ratschläge gegeben, jeweils ohne nachhaltigen Erfolg. Angesichts des „Tödlichen Quartetts" entscheidet die Ärztin sich zu einem erneuten Versuch, den Patienten zu einer Änderung seiner Lebens- und Ernährungsgewohnheiten zu motivieren.

Der ärztliche Dialog

„Herr B., ich hatte Ihnen ja schon gesagt, dass Sie mit Ihrer Gesundheit spielen. Aus meiner Sicht müssen Sie Ihre Ernährung umstellen und sich mehr bewegen. Auch den Alkoholkonsum sollten Sie einschränken. Ihr Körper ist am Rande seiner Leistungsfähigkeit. Was sagen Sie dazu?"	*Ärztin* Da sie den Patienten schon länger kennt, wählt sie zum Einstieg eine drastische Sprache. Die Rückmeldung leitet mit einer sog. „Schlüsselfrage" zur Problembearbeitung über.
„Was meinen Sie denn damit, meine Ernährung umstellen? Und warum kein Bier mehr?"	*Patient* äußert Widerstand.
„Sie sollten fettärmer essen und ein bisschen ausgewogener. Die Informationsmaterialien dazu hatte ich Ihnen schon mitgegeben. Bier hat viel zu viele Kalorien. Aber da sind Sie, glaube ich, sehr skeptisch."	*Ärztin* informiert sachlich, bleibt aber kurz gefasst, da sie sehr wohl um seine Ambivalenz weiß. (Meldet Stirnrunzeln zurück.)
„Klar! Was soll ich denn machen? Was bleibt mir denn noch, als gut zu essen und ein paar Bierchen zu trinken?"	*Patient* ist offen im Widerstand.

„Das wollen Sie sich nicht auch noch nehmen lassen.“	*Ärztin* hört aktiv (reflektierend) zu, attackiert den Widerstand nicht frontal.
„Nein, will ich nicht. Außer essen und trinken und ab und zu mit dem Hund rauszugehen, mache ich eigentlich nichts anderes.“	*Patient* erklärt sein Lebenskonzept, ist nicht mehr im Widerstand.
„Und Sie sind sich über die gesundheitlichen Folgen durchaus im Klaren.“	*Ärztin* geht mit dem Widerstand um, nicht gegen ihn gerichtet.
„Ja, bin ich. Ich weiß, dass ich viel zu dick bin und mein Bluthochdruck davon kommt, und so manches andere auch. Aber ich komm da nicht von weg, ist leider so.“	*Patient* erklärt weiter sein Lebenskonzept.
„Da lässt sich gar nichts dran ändern?“	*Ärztin* hört aktiv zu, diesmal etwas überzogen.
„Ach, gar nichts, weiß ich nicht. Aber im Moment sehe ich da keine Chance. Jetzt kommt auch noch Weihnachten, das ist eine ganz schlechte Zeit für so was. Wenn man allein und traurig ist, tröstet das Essen ein wenig.“	*Patient* wird unsicher, äußert sich ambivalent.
„Genau. Und besseren Trost finden Sie im Moment nicht?“	*Ärztin* hört weiter aktiv zu, jetzt paraphrasierend.
(Kurze Pause, Patient nachdenklich, bedrückt)	*Patient* ist nun gut im Kontakt mit der Ärztin.
„Wie wichtig ist Ihnen im Moment – sagen wir mal – eine Umstellung Ihrer Ernährung hin zu einer fettärmeren Kost? Auf einer Skala von 1 (ein bisschen wichtig) bis 10 (sehr wichtig)?“	*Ärztin* erfragt Wichtigkeit und Zuversicht, hier zunächst die Wichtigkeit.
„Fünf.“	*Patient* ist aufrichtig.
„Warum fünf und nicht vier?“	*Ärztin* vertieft Wichtigkeit.

„Na ja, weil ich ja weiß, dass Sie recht haben.“	*Patient* ist ambivalent.
„Wenn Sie sich jetzt entscheiden würden, Ihre Ernährung umzustellen und deutlich fettärmer zu essen, wie zuversichtlich wären Sie, das auch schaffen zu können? Wieder auf der Skala von 1 bis 10.“	*Ärztin* erfragt Zuversicht.
„Zwei.“	*Patient* ist wieder sehr ehrlich.
„Was müsste passieren, dass der Wert anstiege, etwa von zwei auf drei?“	*Ärztin* vertieft Zuversicht.
„Keine Ahnung. Vielleicht, wenn ich nicht allein wäre.“	*Patient* ist weiter aufrichtig.
„Also, auf der einen Seite wissen Sie, dass Sie Ihrer Gesundheit zuliebe Ihre Ernährung und Ihre Bewegungsgewohnheiten ändern müssten. Gleichzeitig sehen Sie im Moment keine Möglichkeit, das umzusetzen. Bedeutet das, dass Sie alles beim Alten lassen wollen?“	*Ärztin* fasst zusammen, schätzt den Patienten als in der Phase der Absichtslosigkeit befindlich ein, betont Autonomie.
„Denke schon ... Wann wird es denn richtig ernst?“	*Patient* ist ein bisschen besorgt.
„Na ja, eigentlich ist es jetzt schon sehr ernst. Ich hatte Ihnen das ja auch letztes Mal gesagt. Aber wie wäre es, wenn wir ein konkretes Ereignis als Wendepunkt festlegen würden, z. B., dass Sie wegen des erhöhten Zuckers Medikamente nehmen müssten? Und Sie verpflichten sich vor sich selbst und vor mir dazu, ab *dem* Moment einiges in Ihrem Leben zu ändern.“	*Ärztin* bleibt sachlich, drängt nicht, beschönigt nichts, bietet weitere Unterstützung an und macht einen Vorschlag zur Selbstverpflichtung.
„Okay, klingt nicht schlecht. Ich denke mal drüber nach.“	*Patient* bleibt zurückhaltend, will sich so schnell nicht „bewegen“.
„Gut, wenn Sie das nächste Mal kommen, erzählen Sie mir, wie Sie darüber denken.“	*Ärztin* bleibt angesichts der Absichtslosigkeit bzw. allenfalls frühen Absichtsbildung kleinschrittig und realistisch.

Fazit

Die Ärztin hat erreicht, dass der Patient mit ihr über seine Situation und seine Möglichkeiten ehrlich gesprochen hat. Die Ärztin hörte zunächst wiederholt aktiv (reflektierend) zu und ließ damit dem Patienten seinen Raum. Dieses nicht drängende Verhalten der Ärztin hat eine größtmögliche Offenheit des Patienten erlaubt.

Das Ergebnis ist auf den ersten Blick enttäuschend, sicher aber realistisch. Patienten mit metabolischem Syndrom sind in der Regel wenig motiviert, etwas an ihren Lebensgewohnheiten zu ändern. Hier ist es für die „Psychohygiene" der Ärztin besonders wichtig, weder sich selbst, noch den Patienten unter Druck zu setzen. Auch ist ein solch respektierendes Verhalten der Ärztin die beste Gewähr dafür, dass der Patient wieder zu ihr kommt und ihren Rat sucht, wenn dessen Bereitschaft, Veränderungen einzuleiten, angestiegen ist.

Literatur

[1] Miller WR, Rollnick S. Motivierende Gesprächsführung. Freiburg: Lambertus-Verlag, 2015.

[2] Rollnick S, Miller WR, Butler CC. Motivierende Gesprächsführung in den Heilberufen. Core-Skills für Helfer. Lichtenau: G. P. Probst Verlag, 2012.

Michael Linden, Albert Diefenbacher

2.2.3 52-jähriger Marktleiter mit posttraumatischem Verbitterungssyndrom nach Herabwürdigung und Kündigung

In der Hausarztpraxis stellen sich immer wieder Menschen vor, die mit belastenden Lebensereignissen, von Scheidung bis Kündigung, nicht fertig werden. Die Behandlung dieser Patienten stellt hohe Anforderungen, da die Patienten meinen, dass es ihnen nur wieder besser gehen könne, wenn sich die äußeren Bedingungen änderten. In der Regel werden sie langfristig arbeits- und erwerbsunfähig. Dies gilt insbesondere dann, wenn Menschen Ungerechtigkeit oder Herabwürdigungen ausgesetzt waren und in Verbitterung gefangen sind. Damit wird aber die Chance vertan, lösungsorientierte Schritte einzuleiten, die immer auch eine Änderung im eigenen Verhalten erfordern. Um dem Patienten neue Perspektiven zu ermöglichen, bedarf es eines hohen Grades an Empathie mit der Rückmeldung an den Patienten, dass man sein Erleben nachvollziehen kann, selbst dann, wenn der Patient an Suizid oder Fehlhandlungen gegenüber Dritten denkt.

Gute Ratschläge, Relativierungen oder gar Beschönigungen führen dazu, dass der Patient sich nicht ernst genommen und in seinem Leid verstanden fühlt, es zur Reaktanz kommt, was den Arzt gelegentlich zu einer auf den ersten Blick unorthodoxen Gesprächsführung zwingt.

Patienten mit psychoreaktiven Störungen dürfen nicht mit depressiven Erkrankungen verwechselt werden, obwohl sie ebenfalls sehr verzweifelt sind. Sie leiden aber nicht unter einem anhedon-depressiven Affekt, sondern sind sehr viel mehr voller Emotionen, die zudem mit Ärger, Verbitterung, Aggression usw. weit über eine Depression hinausgehen. Antidepressiva helfen nicht, sondern nur eine angemessene therapeutische Zuwendung.

Klinisches Bild

52-jähriger Mann, Marktleiter in einem Supermarkt. Nach Übernahme der Ladenkette durch einen anderen Eigentümer wurde dem Mann gekündigt, und er ist nun arbeitslos. Er ist verheiratet, hat zwei halbwüchsige Kinder und bewohnt ein Reihenhaus.

Er kommt in die Praxis und meint, er müsse krankgeschrieben werden. Er habe sich beim Arbeitsamt melden müssen und dort habe man ihm vorgeschlagen, sich in einer Fast-Food Kette zu bewerben. Er solle dort als Bräter von Hamburgern und als Verkäufer arbeiten. Er könne das nicht. Es gelänge ihm nicht mehr, zu schlafen, er habe keinen Appetit, fühle sich ganz schlecht, habe sich von seinen Freunden und der Familie zurückgezogen, da es ihm peinlich sei, als Arbeitsloser herumzulaufen. Er sitze meist nur in seinem Hobbykeller, mache aber nichts, trinke nur ab und zu ein Bier, aber selbst zum Besaufen reiche es nicht mehr. Seine Ehefrau habe ihn jetzt gedrängt, zum Arzt zu gehen.

Initialphase: Diagnostik und Problemklärung

„Arbeitslosigkeit ist ja eine schlimme Sache. Und wer arbeitet schon in diesen Hamburger-Läden! Seit wann geht es Ihnen denn so schlecht?“	*Arzt* – beginnt mit der Klärung des Problemhintergrunds, da Arbeitslosigkeit zunächst ja ein lebensübliches Ereignis ist, die Arbeit bei einem Fast-Food-Restaurant nicht ehrenrührig ist und beides nicht erklärt, warum der Patient so überschießend reagiert. – Anerkennung des individuellen Leids – Klärung des auslösenden Ereignisses
„Jetzt schon seit vier Monaten.“	*Patient*
„Vor vier Monaten wurde Ihnen gekündigt?“	*Arzt* Präzisierung des Auslöserereignisses
„Arbeitslos bin ich seit vier Wochen.“	*Patient*
„Können Sie mir das nochmal genauer erklären. Seit vier Monaten geht es Ihnen schlecht, und arbeitslos sind Sie aber erst seit vier Wochen? Wie muss ich das verstehen? Was war denn vor vier Monaten?“	*Arzt* Weitere Präzisierung des Auslöseereignisses ist wichtig, da dem Patienten mögliche Zusammenhänge „im Eifer des Gefechts“ vielleicht gar nicht klar sind, obwohl für den Betrachter einiges auf der Hand zu liegen scheint, aber auch dieser kann sich ja täuschen: Daher ist Nachfragen das oberste Gebot.

„Es war schon länger absehbar, dass unsere Filiale verkauft werden soll. Ich habe als Filialleiter im letzten Jahr alles getan, um die Gewinnrate unseres Ladens gut dastehen zu lassen. Wir wussten, dass davon abhängt, ob der Markt geschlossen oder fortgeführt wird. Ich habe sogar Mitarbeiter entlassen, um Kosten zu sparen. Das war schlimm, weil wir uns alle gut kannten. Ich arbeitete selbst nahezu Tag und Nacht. Und wir haben gute Zahlen geschrieben. Dann kam so ein junger Kerl von einer Consultingfirma, der von nichts eine Ahnung hat, machte eine angebliche Betriebsprüfung und erklärte, unser Laden müsse aus wirtschaftlichen Gründen geschlossen werden. Das war völlig aus der Luft gegriffen.“ — *Patient*

„Darf ich nochmals fragen: Wann war das genau, als Sie zusammengebrochen sind?“ — *Arzt*

Und noch mal, auch wenn es vielleicht Überwindung kostet, Nachfragen zur Konkretisierung tut häufig Not und sollte nicht übersprungen werden.

„Am 14. Juni.“ — *Patient*

„Was war am 14.Juni?“ — *Arzt*

„Da kam dieser Schnösel zum dritten Mal in den Markt. Wir standen im Laden und zwei Mitarbeiter standen noch mit uns zusammen am Obst- und Gemüsestand. Dann warf der mir vor, dass das Obst nicht ansprechend präsentiert werde und der Markt mit so einer Verkaufshaltung nicht erfolgreich sein könne.“ — *Patient*

„Was hat er genau gesagt?“ — *Arzt*

„Er hat gesagt, der Laden hätte nur eine Chance, wenn hier mal ein echter Fachmann hinkäme.“ — *Patient*

„Und was ist dann passiert?“ — *Arzt*

„Ich dachte, mich trifft der Schlag. Mir blieb die Luft weg. Ich bin seit zwanzig Jahren in der Firma. Ich habe diesen Laden mit eröffnet. Wir hatten ein gutes Betriebsklima und immer zufriedene Kunden, machten einen guten Umsatz, und ich selbst habe mich für den Laden eingesetzt, als wäre es mein eigener. Ich arbeitete werktags, am Wochenende und sogar an Heiligabend. Zum Schluss habe ich sogar selbst die schlimmen Vorgaben der Hauptverwaltung umgesetzt. Und jetzt wollen die einen ‚echten Fachmann'."	*Patient* schwere Verletzung der „belief in a just world psychology", d. h. der zentralen eigenen Wertordnung von Vertrauen und Gerechtigkeit mit Entwertung der Lebensleistung
„Wie haben Sie in dieser Sekunde reagiert?"	*Arzt*
„Ich konnte nicht mehr. Ich dachte, mir versagen die Beine. Ich habe mich umgedreht, bin raus gegangen und setzte mich in mein Auto. Ich konnte aber nicht mehr fahren. Ich rief meine Frau an. Sie kam und holte mich nach Hause."	*Patient* akuter posttraumatischer dissoziativer Zustand
„Und warum sind Sie dann nicht gleich her gekommen?"	*Arzt*
„Ich konnte nicht. Das ist doch alles schlimm."	*Patient*
„Sie waren also noch gar nicht gekündigt? Sind Sie danach wieder hingegangen?"	*Arzt*
„Nein, ich kann da nicht mehr hin. Ich kann nicht einmal mehr einkaufen gehen. Ich gehe überhaupt in keinen Supermarkt mehr. Das halte ich nicht aus."	*Patient* wirkt dabei erregt, wird heftig und zeigt eine deutliche vegetative Begleitreaktion.
„Wie hat die Firma regiert?"	*Arzt*
„Die wollten eine Krankschreibung und dann ein Gespräch."	*Patient*
„Und?"	*Arzt*
„Ich habe nicht reagiert. Lieber sterbe ich, als da hinzugehen und mit einem zu reden. Ich habe die Briefe erst gar nicht mehr aufgemacht."	*Patient*
„Wie oft müssen Sie denn an den Vorfall denken?"	*Arzt*

„Andauernd. Ich kann kein Fernsehen mehr anschauen, wegen der Werbung. Ich muss ständig daran denken. Ich sehe ständig das Gesicht von diesem Kerl. Dann könnte ich ihn würgen."	*Patient* Intrusionen
„Was schießt Ihnen durch den Kopf, wenn Sie an den Supermarkt denken? Was kommen denn für Phantasien hoch, wenn Sie abends im Bett liegen? Also, wenn ich Ihnen zuhöre und mir vorstelle, so etwas wäre mir passiert, ich weiß nicht, was ich täte: faules Obst in die Regale legen, eine Stinkbombe werfen, dem Betriebsprüfer das Auto zerkratzen?"	*Arzt* Ansprechen und Exploration unerlaubter Affekte und Phantasien, wobei der Arzt diese auch in „Ich-Form" präsentiert, um dem Patienten die Mitteilung unerlaubter Affekte zu erleichtern, ohne dass dieser glaubt, gleich eine moralische Sanktionierung befürchten zu müssen.
„Wenn die Firma jetzt Pleite gehen würde, würde mich das freuen. Ich habe schon daran gedacht, nachts in den Laden zu gehen und alles anzuzünden. Ich weiß doch, wie man da rein- und ungesehen wieder raus kommt."	*Patient*
„Haben Sie schon konkrete Planungen gemacht?"	*Arzt* genaue Exploration von Aggressionsimpulsen oder Suizidphantasien
„Ich muss da nichts vorbereiten. Im Laden gibt es genug Brennmaterial. Ich weiß ganz genau, was zu tun ist."	*Patient*
„Und wenn Sie das täten, was wäre dann mit Ihnen?"	*Arzt*
„Das wäre mir egal. Mir wäre es recht, wenn ich gleich mitverbrennen würde. Dann käme die ganze Sache wenigstens in die Presse, damit die Welt sieht, was das für eine kriminelle Firma ist."	*Patient*
„Glauben Sie, dass es Ihnen besser gehen könnte, wenn ich Sie zu einem Psychotherapeuten überweise, der das alles mit Ihnen einmal durchsprechen kann?"	*Arzt*

„Ich bin doch nicht verrückt. Ich wollte mir schon Hilfe holen und war beim Rechtsanwalt. Die haben mir nämlich gekündigt, weil ich unentschuldigt nicht mehr hingegangen bin und keine Krankschreibung vorlegte. Als hätte man da noch hingehen können. Der Rechtsanwalt hat mir aber nicht geholfen, sondern gesagt, die hätten recht, wenn sie mir kündigen. Das hat auch noch Geld gekostet. Ich habe aber kein Geld für einen Rechtsanwalt. Diese Firma hat mich ja nie richtig bezahlt."	*Patient*
„Und jetzt mussten Sie zum Arbeitsamt gehen. Was haben die gesagt?"	*Arzt* beharrt nicht auf dem Vorschlag, zu einem Psychotherapeuten zu überweisen.
„Die haben mir gedroht, dass ich kein Geld bekomme und wollten dann, dass ich in einem Hamburgerladen arbeite. Jetzt meinen wohl alle, dass sie mit mir machen können, was sie wollen."	*Patient*
„Ich sehe, Sie sind in einer richtig schlechten Situation. Da muss ja wirklich was passieren. Aber was bloß? Das kann man nicht über das Knie brechen. Ich werde selbst erst einmal darüber nachdenken. Sie haben sich ja auch schon viele Gedanken gemacht. Wir sollten uns in den nächsten Tagen wiedersehen. Dann würde mich nochmals genauer interessieren, was Sie sich selbst bisher schon überlegt haben, damit hier Gerechtigkeit passiert."	*Arzt* Annäherungsintention, fragt nach Wunschlösung.

Folgekontakte: Bearbeitung der psychischen Verletzung

„Wie geht es Ihnen denn zurzeit mit Schlaf, Stimmung, Kontakten zur Familie?"	*Arzt*
„Ich kann mich selbst nicht leiden. Ich warte darauf, dass meine Frau mich verlässt. Wer will schon einen Mann wie mich? Einen Versager auf der ganzen Linie, keine Zukunft, keinen Sex mehr, sitzt nur im Keller."	*Patient*

„Was Ihnen Ihr Arbeitgeber und dieser Vertreter der Consulting-Firma angetan haben, ist ja wirklich dreist! Da muss etwas geschehen. Was haben Sie denn für Ideen, was zu tun ist?“	*Arzt* unterstreicht durch Wiederholung, dass er den Ärger des Patienten aufgreifen kann und verzichtet auf vorschnelle Versuche, eine Umbewertung (Reframing) in Gang zu setzen, um zu vermeiden, dass sich der Patient unter Druck gesetzt fühlt, die Interpretation des Arztes zu übernehmen.
„Ich habe keine Idee. Ich grübele die ganze Zeit. Am besten ist, ich sprenge den Laden in die Luft und mich gleich mit, dann wäre Ruhe und meine Frau könnte sich einen anderen suchen.“	*Patient*
„Und sich zusammen mit dem Laden in die Luft sprengen?“	*Arzt*
„Das wäre das allerbeste (lächelt plötzlich).“	*Patient*
„Werden Sie es tun, da reingehen und sich zusammen mit dem Laden in die Luft sprengen?“	*Arzt* exploriert, ob der Patient die eben geäußerte Selbst- und Fremdaggressivität umzusetzen gedenkt.
„Das kann man doch nicht machen!“	*Patient* Es wird deutlich, dass der Patient ambivalent ist, so wie das auch regelhaft bei Suizidphantasien vorkommt. Es besteht aktuell keine akute Gefahr, die z. B. eine Zwangseinweisung rechtfertigen könnte, obwohl Fehlhandlungen nicht grundsätzlich ausgeschlossen werden können.

„Und wenn man Sie vom Arbeitsamt jetzt noch weiter ärgert und Sie daran denken, dass Sie nach so vielen Jahren nicht einmal eine Abfindung bekommen?"	*Arzt* unterstreicht mit seiner Wortwahl „ärgern", dass er die heftigen Gefühle des Patienten ernst nimmt und nicht verniedlicht.
(Erregt) „Ich kann für nichts garantieren."	*Patient*
„Lassen sie uns einmal einen Moment innerlich zurücktreten. Ich sehe, man hat Sie herabgewürdigt, man hat Ihnen den Beruf genommen, Sie finanziell betrogen und in eine schlimme Situation gebracht. Darüber hinaus hat man Ihr öffentliches Ansehen ruiniert, Ihre Familie in große Schwierigkeiten gebracht und das Lebensgefühl zerstört. Sie sind, so wie ich das sehe, in einem furchtbaren Zustand und nicht einmal mehr in der Lage, sich zu wehren oder einen Prozess zu führen, den Sie gewinnen könnten. Ihre ehemalige Firma hat Ihnen also nicht nur den Job, sondern auch noch den Schlaf gestohlen? Kann man nicht wenigstens dagegen etwas tun?"	*Arzt* fasst jetzt die Empfindungen und Gedanken des Patienten empathisch zusammen und lässt sich von dessen Erregung nicht anstecken. Auch hier vermeidet er, die vom Patienten als äußerst quälend empfundene Situation vorschnell zu relativieren, indem er etwa auf die Häufigkeit von Arbeitslosigkeit im Allgemeinen in unserem Land hinweist. Es wird zu diesem Zeitpunkt des Gesprächs auch darauf verzichtet, den Patienten wertzuschätzen und ihn daran zu erinnern, was er alles in seinem Leben bislang geleistet hat. Dies würde von ihm bei dem offenbar noch hohen Erregungspegel am ehesten als „Trösten" und damit Schönreden missverstanden; vgl. aber weiter unten, gegen Ende des Gesprächs.
„Ich kann nicht mehr, ich weiß nicht, was ich tun soll."	*Patient*

„Dann müssen wir nochmal von vorne überlegen. Sie haben schon selbst viel gegrübelt, lassen Sie uns nochmals zusammen nachdenken. Was kann man tun, wenn Einem so schlimmes Unrecht widerfährt? Was tun andere Menschen in solchen Situationen? Kennen Sie jemand, dem auch so Schlimmes widerfahren ist? Was hat derjenige getan? Ich erinnere mich da an einen Fall, wo eine Frau mit einem Mann jahrelang zusammengelebt hat und ihn in der letzten Zeit noch bis zu seinem Tod liebevoll gepflegt hat. Als er tot war, kam raus, dass er sein ganzes Vermögen seiner früheren Ehefrau vermacht hat und seine Lebenspartnerin leer ausging. Wie kann die Frau reagieren?“	*Arzt* – Einstieg in die Weisheitstherapie mit der Methode der unlösbaren Probleme, vgl. hierzu die Literaturempfehlung weiter unten! – Es geht darum, Strategien zur Bewältigung schwieriger, eigentlich unlösbarer Lebensprobleme zu vermitteln. – Dies geschieht an Problemen, zu denen der Patient eine innere Distanz hat (im vorliegenden Fall einer Arbeitsproblematik wird eine Beziehungsproblematik angeboten, z. B.: Mann verläßt seine Frau wegen einer jüngeren, obwohl sie ihm jahrelang unter Verzicht eigener Interessen den Rücken frei gehalten hat). Die unmittelbare Arbeit am Problem des Patienten verbietet sich, da der Patient hier zu emotional involviert ist, um klar denken oder einen Perspektivwechsael vornehmen zu können.
„Wenn der Mann nicht schon tot wäre, müsste man ihn umbringen. So eine Gemeinheit ist ja unvorstellbar.“	*Patient*
„Ja, und was nun?“	*Arzt*
„Keine Blumen ans Grab bringen und den Kerl so schnell wie möglich vergessen.“	*Patient*
„Also sich nicht ständig an ihn erinnern?“	*Arzt*

„Da muss man klar sagen: ‚Du bist für mich gestorben'."	*Patient*
„Sie haben recht, es gibt schon schlimme Dinge im Leben. Hätte die ehemalige Frau das Geld an ihre Nachfolgerin der Gerechtigkeit wegen weitergeben sollen? Was hätten Sie an ihrer Stelle gemacht?"	*Arzt* Perspektivwechsel und Reframing durch Rollenwechsel
„Ich hätte es wohl nicht weitergegeben. Warum soll ich Geld an die neue Frau meines Mannes abgeben. Immerhin hat die mir meinen Mann ausgespannt. Es ist richtig, dass sie nichts bekommt."	*Patient*
„Was kann denn den Mann getrieben haben, so ein Testament zu machen? Stellen Sie sich vor, Sie wären der Mann."	*Arzt*
„Wenn man seine Frau wegen einer anderen sitzen lässt, ist das nicht so einfach. Ein schlechtes Gewissen hat man ja immer. Mit einem Testament kann man vielleicht etwas gut machen, bevor man stirbt."	*Patient*
„Was muss man der neuen Frau sagen, wenn sie sich verletzt fühlt und verbittert ist? Wenn Sie Ihr Therapeut wären?"	*Arzt* Enforced compliance: neue Rollen führen zu neuen Einstellungen. Anderen kann man besser raten als sich selbst. Da der Patient aber neue Perspektiven formuliert, kommt es über eine kognitive Dissonanz zu Einstellungsänderungen.
„Man kann ihr sagen, dass es keinen Sinn macht, zurückzublicken, dass sie Verständnis haben soll für ihren Partner, dass sie sich an die gemeinsamen schönen Zeiten erinnern soll. Immerhin hat er sie doch auch seiner ersten Frau vorgezogen und diese wegen ihr verlassen. Und sie kann auch stolz auf sich sein, dass sie bis zum Ende bei ihm geblieben ist. Man könnte viel sagen, würde aber wahrscheinlich nichts nutzen."	*Patient*

„Warum würde das nichts nutzen? Es ist doch absolut richtig und realistisch, was Sie sagen?“	*Arzt*
„Wenn man erst einmal verletzt ist, kommt man nur schwer davon los.“	*Patient*
„Wäre es denn gut für die Frau, wenn sie einen Schlussstrich ziehen könnte?“	*Arzt*
„Klar wäre das toll. Aber wie? Wie kriegt man das hin?“	*Patient*
„Das scheint nicht einfach zu sein. Das geht wahrscheinlich auch nicht so ganz schnell. Da müsste schon ein Profi ran. Ich selbst als Hausarzt würde mich da überfordert fühlen. Ich arbeite aber mit einigen Psychotherapeuten zusammen, von denen ich weiß, dass sie ganz vernünftig sind und Patienten aus schwierigen Lebenssituationen raushelfen. Ich habe da schon gute Entwicklungen gesehen.“	*Arzt* kommt jetzt, nach dem Umweg über einen ähnlichen Fall als Beispiel, auf die Möglichkeit einer Psychotherapie zurück.
(Lächelt) „Sie meinen wohl mich!“	*Patient*
„Ich glaube zu wissen, wie es Ihnen geht und dass Sie sich in Ihrem ganzen Leben nicht vorstellen konnten, mal bei einem Psychotherapeuten zu landen. Aber ich kenne viele Patienten, die sich manches nicht vorstellen konnten, dass man einen Herzinfarkt bekommt oder Krebs, oder dass die Frau wegläuft.“	*Arzt*
„Und bei denen kriegt man auch einen Platz? Ich habe gehört, die Psychotherapeuten sind doch alle belegt.“	*Patient*
(Lächelt) „Sie hoffen, doch noch drumherum zu kommen. Sie haben Pech. Ich kenne die Kollegen und wenn ich anrufe, nehmen die Sie. Aber nur, wenn sie wollen. Es geht nicht darum, Ihre Situation schönzureden. Sie haben viele gute Eigenschaften und übernehmen Verantwortung für Ihre Familie. Ich denke, es kann ja nicht schaden, nochmal nachzudenken.“	*Arzt* Zuversicht vermitteln

„Wenn Sie meinen, dass ich das versuchen soll. Rufen Sie an. Mir geht es wirklich schlecht und ich will nicht auch noch meine Frau verlieren. Sie ist doch eine gute Frau, die hat das alles nicht verdient.“	*Patient*

Literaturempfehlung

[1] Baumann K, Linden M. Weisheitskompetenzen und Weisheitstherapie. Lengerich: Pabst Verlag, 2008.

[2] Baumann K, Linden M. Weisheitstherapie. In: Linden M, Hautzinger M, Hrsg. Verhaltenstherapiemanual. Berlin: Springer-Verlag, 2015.

[3] Jacob G, Lieb K, Berger M. Schwierige Gesprächssituationen in Psychiatrie und Psychotherapie. München: Verlag Urban & Fischer, 2009.

Cornelia Klinger

2.2.4 „Jung und neben der Spur“ – 22-jähriger arbeitsloser Mann mit wechselnden Beschwerden, Ziellosigkeit und Drogenproblemen

22-jähriger Patient stellt sich erstmalig in Begleitung seiner Mutter in der Praxis vor, in der die Mutter seit längerer Zeit Patientin ist. Das Gespräch erfolgt nach kurzer Begrüßung beider ohne die Mutter.

„Wie kann ich Ihnen helfen?“	*Ärztin* beginnt mit offenen Frage.
„Also meine Idee war das nicht, hierher zu kommen.“	*Patient* äußert Abwehr.
„Okay, wer hatte denn die Idee?“	*Ärztin*
„Na, meine Mutter.“	*Patient*
„Was wissen Sie darüber, warum Ihre Mutter Sie hierher geschickt hat?“	*Ärztin* zirkuläres Fragen, „Entlocken“ von Informationen
„Sie macht sich immer Sorgen.“	*Patient*
„Was denken Sie, welche Sorgen macht sich Ihre Mutter?“	*Ärztin*
„Sicher wegen der Ausbildung.“	*Patient*
„Was ist mit Ihrer Ausbildung?“	*Ärztin*
„Ich habe sie angefangen, aber es nicht gepackt, weiterzumachen.“	*Patient*
„Was genau haben Sie nicht gepackt?“	*Ärztin* Aufnahme von Schlüsselworten des Patienten, dies fördert den Gesprächsfluss und stärkt beim Patienten das Gefühl, verstanden zu werden.
„Jeden Tag früh aufzustehen ist nicht so mein Ding.“	*Patient*
„Warum fällt es Ihnen so schwer, früh aufzustehen?“	*Ärztin*

„Weiß nicht. Aber ich habe dann oft Bauchschmerzen gehabt, manchmal auch Kopfschmerzen. Dann hatte ich mir den Finger hier eingeklemmt, aber das ist jetzt wieder okay. Schließlich haben sie mir wegen der Fehltage gekündigt."	*Patient*
„Treten die Bauchschmerzen in Abhängigkeit vom Essen auf, z. B., wenn sie nüchtern sind oder nach der Mahlzeit? Gibt es gewisse Anlässe, bei denen die Schmerzen besonders stark sind? Haben Sie noch andere Beschwerden wie Fieber, Übelkeit, Erbrechen, Durchfall? War Ihr Stuhlgang mal gelblich oder schwarz?"	*Ärztin* Erhebung anamnestischer Daten zur Klärung des Symptoms „Bauchschmerz"
„Nein. Zusammenhänge der Schmerzen mit dem Essen oder anderen Anlässen bestehen nicht, zusätzliche Beschwerden sind nicht aufgetreten. Die Bauchschmerzen waren dann auch immer gleich wieder weg."	*Patient*
„Und die Kopfschmerzen, wie fühlen die sich an? Wo sind die genau? Treten dabei Sehstörungen, Schwindel oder Übelkeit auf? Kennen Sie diese Schmerzen schon lange? Hilft es Ihnen, dann im Dunkeln zu liegen?"	*Ärztin* Erhebung anamnestischer Daten zum Kopfschmerz
„Naja, Kopfschmerzen kenne ich schon aus Schulzeiten, aber das war nicht oft. Die sind so rings um den Kopf."	*Patient*
„Was tun sie dagegen?"	*Ärztin*
„Hinlegen hilft mir, Abdunkeln hat keinen Effekt, manchmal nehme ich eine Schmerztablette."	*Patient*
„Wie oft ist das genau?"	*Ärztin* Hinweise auf Schmerzmittelabusus?
„Ach, nur so vielleicht einmal im Monat nehme ich eine Tablette."	*Patient*
„Was glauben Sie, was Ihre Mutter denkt, warum Sie die Ausbildung nicht fortgesetzt haben?"	*Ärztin* zirkuläres Fragen
„Die denkt, ich bin ein Junkie."	*Patient*

„Haben Sie denn Erfahrungen mit Drogen?“	*Ärztin*
„Ja, habe ich, aber ich bin kein Junkie, das will mir nur meine Mutter einreden.“	*Patient*
„Mit welchen Substanzen haben Sie denn Erfahrungen?“	*Ärztin*
„Mit Cannabis und mit Ecstasy.“	*Patient*
„Wie oft nehmen Sie beides?“	*Ärztin*
„Joints rauche ich zurzeit schon ab und zu, sonst nichts. Ecstasy habe ich nur einmal ausprobiert, ist nicht so mein Ding.“	*Patient*
„Können Sie mir bitte genauer sagen, wie häufig Sie kiffen. Was bewirkt Cannabis bei Ihnen? Welche Wirkungen erwarten Sie denn von Cannabis?“	*Ärztin* Haltung des „Nicht-Wissens“, aktives Nachfragen nach individueller Wirkung
„Ach, das ist halt gut, alles ruhig in mir. Kein Stress mehr da.“	*Patient*
„Nehmen Sie es allein oder in Gesellschaft ein? Rauchen Ihre Freunde auch Cannabis?“	*Ärztin*
„Meist nehme ich es allein, aber meine Freunde kiffen auch.“	*Patient*
„Und wie reagiert Ihre Mutter?“	*Ärztin*
„Meine Mutter versucht immer wieder, mich zu kontrollieren, sie durchsucht neuerdings sogar mein Zimmer, wenn ich nicht da bin, fragt ständig, wo ich bin und mit wem ich unterwegs war.“	*Patient*
„Es hört sich so an, als ob Sie das ärgert?“	*Ärztin* – aktives Zuhören, – Emotionen im Gespräch aufgreifen – Empathie ausdrücken
„Na klar, ich bin erwachsen. So erreicht sie nur, dass ich gar nichts mehr erzähle. Sie kann mich sowieso nicht verstehen.“	*Patient*

„Umso positiver finde ich, dass Sie hier über Ihre Erfahrung mit Drogen berichten."	*Ärztin* Widerstand umlenken, Komplimente
„Na ja, Sie unterliegen doch der Schweigepflicht."	*Patient*
„Haben Sie auch selbst schon einmal daran gedacht, dass es besser wäre, keine Drogen zu nehmen? Wenn ja, was wäre dann besser?"	*Ärztin* Erkundung ambivalenter Gefühle oder Gedanken
„Ich würde schon gern die Ausbildung beenden, Geld verdienen, zu Hause ausziehen. Das würde ohne Gras sicher besser gehen."	*Patient*
„Gab es außerhalb der Fehlzeiten andere Probleme während der Ausbildung?"	*Ärztin*
„Nein, eigentlich nicht, es war ein guter Ausbildungsplatz. Ich war damals ganz froh, dass ich ihn bekommen hatte, weil diese Berufsschule sehr begehrt ist und sich aussucht, wen sie nimmt."	*Patient*
„Sie waren offensichtlich ein guter Schüler, dass Sie eine solchen Platz ergattert haben!"	*Ärztin* Wertschätzung
„Ja, eigentlich ist es wirklich blöd, dass ich nicht mehr hingegangen bin. Aber nun bin ich da raus. Ich habe aber schon mal nachgelesen, welche Chancen ich hätte, wieder reinzukommen und weiterzumachen."	*Patient*
„Ich sehe, dass Sie sich schon einige Gedanken machen, wie es mit Ihnen weitergehen kann. Und: Sie haben einen großen Schritt gewagt und mir davon erzählt. Bestimmt haben Sie noch andere Talente! Machen Sie irgendwelchen Sport oder haben Spaß an Musik?"	*Ärztin* – Würdigung – Selbstwirksamkeit fördern – Fragen nach salutogenen Schutzfaktoren
„In meiner Schulzeit habe ich Schlagzeug in einer Band gespielt."	*Patient*
„Könnten Sie sich vorstellen, wieder Musik zu machen?"	*Ärztin*
„Weiß nicht."	*Patient*

„Ich würde gern mal zusammenfassen, was ich bislang verstanden habe. Bitte korrigieren Sie mich, wenn etwas nicht richtig ist. Sie sind hier, weil Ihre Mutter Sie hierhergeschickt hat. Ihre Mutter denkt, dass Sie ein Drogenproblem haben. Sie selbst berichten von Cannabiskonsum. Es gibt für Sie einige angenehme Wirkungen von Cannabis, nach denen Sie suchen. Aber die Drogeneinnahme verhinderte bislang auch, dass Sie eine Ausbildung, die Sie eigentlich gut fanden, beenden konnten. Habe ich das jetzt so einigermaßen korrekt zusammengefasst?"	*Ärztin* – Zusammenfassung – Überprüfen, ob die Informationen des Patienten von ihm auch so gemeint waren
„Ja, das ist okay so."	*Patient*
„Nun frage ich mich, wie ich Sie dabei unterstützen könnte, weiter nachzudenken. Was halten Sie davon, wenn wir uns in zwei Wochen wieder verabreden und dann zusammen beratschlagen, ob und wie eine Veränderung Ihrer derzeitigen Lebenssituation möglich ist? Vielleicht schreiben Sie mal auf, was für und was gegen weiteren Drogenkonsum spricht. Wer könnte Ihnen ggf. helfen? Jedenfalls würde ich mich sehr freuen, wenn Sie sich dem Problem stellen würden. Das Zeug dazu haben Sie bestimmt! Ich schreibe Sie am 30.10. 17.00 Uhr in meinen Terminkalender. Werden Sie kommen?"	*Ärztin* – Erklärung weiterer Hilfen – Selbstverpflichtung stärken, Brainstorming anbieten – Zuversicht aufbauen
„Ja, ich werde es versuchen."	*Patient*

Wiedervorstellung

„Schön, dass Sie gekommen sind."	*Ärztin* signalisiert Interesse am Patienten.
„Ja, normalerweise halte ich ein, was ich zugesagt habe. Aber ich kann jetzt keine Erfolge vermelden oder so."	*Patient*

„Aber Sie haben sich entschieden, herzukommen! Und ich habe noch gut in Erinnerung, wie genau Sie über Ihr Problem bei unserem letzten Gespräch nachgedacht haben und wie ernst die Folgen für Ihr alltägliches Leben sind. Ich finde es gut, dass Sie sich so viele Gedanken darüber machen."	*Ärztin* Kompliment und Würdigung für bisheriges Reflektieren
„Meine Mutter macht mich aber ständig wütend, weil sie jetzt immer wieder nachfragt, ob ich Drogen nehme."	*Patient* beschreibt konfliktreiche Familiensituation.
„Sie stellen sich das Verhältnis zwischen Ihnen und Ihrer Mutter anders vor?"	*Ärztin* erfragt Umfeld.
„Na ja, sie müsste mich mehr in Ruhe lassen."	*Patient*
„Aber ich habe auch herausgehört, dass es Ihnen um Anderes geht, als nur in Ruhe gelassen zu werden. Sie hatten von Ihrer Ausbildungssituation gesprochen, dass Sie gern Ihren alten Ausbildungsplatz zurückbekommen würden."	*Ärztin* zielgerichtet weitere Themenfelder ansprechen, Widersprüche zwischen Konsumverhalten und wichtigen Lebenszielen herausarbeiten
„Ja, das stimmt, es wäre toll, wenn ich da weitermachen könnte."	*Patient*
„Das hört sich nach einem konkreten und lohnenswerten Ziel an."	*Ärztin* Stärkung guter Gründe für einen Konsumverzicht
„Die würden mich da aber nicht nehmen, wenn ich weiter kiffe."	*Patient* ist unsicher.
„Wie wichtig wäre Ihnen denn dieser Ausbildungsplatz?"	*Ärztin*
„Das wäre wirklich toll, es hatte mir echt Spaß gemacht da."	*Patient*
„Aber dass Sie dafür aufhören müssten, Cannabis zu rauchen, wäre sicherlich eine echte Zwickmühle für Sie, oder?"	*Ärztin* Widerspiegeln der Ambivalenz
„Naja, ich denke gar nicht, dass es so ein Riesenproblem ist."	*Patient*

„Und dennoch schien mir aus Ihren Berichten beim letzten Treffen, dass Sie auch deshalb den Ausbildungsplatz verloren hatten."	*Ärztin* Dissonanzen herausarbeiten
„Stimmt schon ein bisschen."	*Patient*
„Also, ich habe verstanden, dass es Ihnen sehr wichtig ist, die Ausbildung fortzusetzen und dass Sie dafür keine Drogen mehr nehmen dürften. Habe ich das richtig wiedergegeben?"	*Ärztin* Zusammenfassen
„Ja."	*Patient*
„Haben Sie eine Idee, wer Sie unterstützen könnte?"	*Ärztin* persönliche Unterstützungsmöglichkeiten ansprechen
„Da fällt mir nicht viel dazu ein."	*Patient*
„Das ist ja auch nicht einfach. Aber aus meiner Erfahrung wäre es hilfreich, mit jemandem regelmäßiger darüber zu sprechen, wer Sie unterstützen könnte. Hier in der Straße ist eine Beratungsstelle für Leute mit Drogenerfahrungen. Die Kollegen dort kennen sich im Umgang mit Menschen, die Drogen nehmen – egal, ob sie abhängig sind oder nicht – sehr gut aus. Könnten Sie sich das vorstellen, sich dort zu melden?"	*Ärztin* Aufzeigen von Möglichkeiten
„Naja, versuchen könnte ich es ja, aber ich weiß nicht, ob das hilft."	*Patient* ist noch unsicher, hat sich aber durch das Gespräch aus dem Stadium der Absichtslosigkeit in das der Absichtsbildung bis hin zur Vorbereitung einer Veränderung begeben.
„Ich finde es gut, wenn Sie es probieren. Ich gebe Ihnen die Telefonnummer und die Adresse mit. Zusätzlich möchte ich Sie in drei Wochen wiedersehen, um Sie in diesem schwierigen Prozess zu unterstützen. Ich möchte gern wissen, wie es sich entwickelt."	*Ärztin* konkrete Anlaufstelle aufzeigen, aber nicht nur an „Profis" delegieren, sondern auch selbst dran bleiben, Vertrauen stärken

2.3 Bei Menschen, die durch Verlust von Heimat und kultureller Tradition symptomatisch werden

Thi Minh Tam Ta, Ronald Burian, Eric Hahn

2.3.1 Somatisierung, Depression und emotionale Belastungen bei 48-jähriger vietnamesischer Patientin der ersten Migrantengeneration

Frau Nguyen ist eine 48-jährige Frau vietnamesischer Herkunft, die nach mehreren Arztkontakten erstmalig in die psychiatrisch-psychotherapeutische Spezialambulanz für vietnamesische Migranten kommt.

In der Sprechstunde berichtet sie zunächst über eine somatische Schmerzsymptomatik. Sie leidet seit über einem Jahr an täglichen Kopfschmerzen mittlerer Intensität, Verdauungsproblemen und allgemein verminderter Belastbarkeit. Sie habe in den letzten Monaten ihre Arbeit als Küchengehilfin in einem vietnamesischen Restaurant nicht mehr geschafft. Sie war bereits bei mehreren Ärzten, jedoch seien alle Untersuchungsbefunde unauffällig gewesen. Die Patientin ist mit einem vietnamesischen Partner verheiratet und hat mit ihm drei gemeinsame Kinder (21, 17 und 6 Jahre).

Das Erstgespräch fand in vietnamesischer Sprache statt, wurde jedoch von der Autorin für das vorliegende Fallbeispiel frei übersetzt. Es wird die Transkription eines ausführlichen Erstgespräches (60 Minuten) dargestellt. Diese Zeitdauer ist oft bei frustrierenden Vorerfahrungen seitens der Patienten zum Etablieren einer therapeutischen Beziehung bei Hinweisen einer psychosomatischen Symptompräsentation und nach häufigen Arztwechseln notwendig.

Die Deutschkenntnisse der Patientin sind auf einem eher niedrigen Niveau. Vor dem Arztkontakt füllte die Patientin einen Basisanamnesebogen und den Gesundheitsfragebogen für Patienten PHQ-D wahlweise als deutsche oder vietnamesische Version aus. Dieser vierseitige Fragebogen umfasst insgesamt 78 Fragen mit Skalen zu Depressivität, Ängstlichkeit, Somatisierung und Stresserleben. Zur Bearbeitung werden etwa 10 Minuten benötigt.

„Guten Tag, Können Sie mir sagen, was Sie zu mir führt?“	*Ärztin* leitet mit einer offenen Frage ein.
„Guten Tag, ich weiß nicht, ob ich hier bei Ihnen richtig bin. Ich war schon bei mehreren Ärzten, aber sie sagten, sie finden nichts. Sie sagten mir, mit meinem Blut ist alles gut. Meine Krankheit ist für die Ärzte wie eine Scheinkrankheit. Niemand glaubt mir meine Erkrankung. Aber ich weiß, dass irgendetwas nicht stimmt, ich weiß, dass ich krank bin, auch wenn ich von außen gesund aussehe und mein Blut gut ist. Jetzt weiß ich nicht mehr weiter und glaube, dass mir niemand mehr helfen kann.“	*Patientin* beginnt mit ihrer Sorge, nicht verstanden zu werden.
„Sie merken, dass Sie krank sind, aber bisher konnte niemand etwas finden und jetzt wissen Sie nicht mehr weiter. Das lässt sie verzweifeln. Mich würde zunächst interessieren, woran Sie denn „Ihre Krankheit“ im Alltag bemerken?“	*Ärztin* – Verständnis signalisieren – kurzes Aufnehmen und Reformulieren des Anliegens – Bezug auf den Alltag herstellen
„Ja, genau. Es stimmt, ich merke die Erkrankung im Alltag und bei der Arbeit im Restaurant. Ich habe früher 8–10 Stunden am Tag gearbeitet, oft auch am Wochenende. Als das jüngste Kind noch nicht im Kindergarten war, habe ich weniger gearbeitet. Jetzt, wo ich wieder voll arbeiten muss, bin ich nach 3–4 Stunden Arbeit völlig erschöpft und muss nach Hause gehen. Eigentlich will ich mich auch mehr um meine Kinder kümmern. Aber ich fühle mich schwach und ohne Freude. Ich habe keinen Spaß mehr an Unterhaltungen, alles ist langweilig.“	*Patientin* zustimmend, konkreter Bezug auf ihren Alltag zwischen Arbeit und Kinderversorgung
„Haben Sie schon etwas unternommen und versucht, sich Hilfe zu holen?“	*Ärztin* fragt nach bisherigen Lösungsstrategien.

„Ich kann nicht mehr so weiter arbeiten und war deshalb mehrfach beim Jobcenter. Ich sagte der Frau dort, dass ich krank bin. Die Mitarbeiterin vom Jobcenter verlangte, dass ich eine Bescheinigung vom Arzt brauche, wenn ich krank bin. Sonst muss ich Vollzeit arbeiten, was ich aber nicht mehr schaffe. Der Restaurantbesitzer sagte auch, dass ich nach Hause gehen soll. Ich bin langsamer, erschöpft und müde. Das liegt daran, dass ich immer Kopfschmerzen habe und deswegen nicht gut schlafen kann."

Patientin
- ein Anliegen wird formuliert; es wird eine AU-Bescheinigung benötigt.
- Kopfschmerzen als Ursachenzuschreibung, sowohl für körperliche als auch für psychische Symptome

„Ich verstehe, Sie fühlen sich krank und erschöpft aufgrund von Kopfschmerzen und benötigen ein ärztliches Attest für das Jobcenter, um weniger oder nicht mehr arbeiten zu müssen. Sie sagten, dass Sie schon bei Ärzten waren. Was wurde da bei Ihnen untersucht, haben Sie Empfehlungen bekommen?"

Ärztin
das Anliegen (Attest einer AU-Bescheinigung) verbalisieren und bisherige Voruntersuchungen abfragen

„Ja, ich war zuerst beim Hausarzt, zu dem auch meine älteste Tochter geht, ich gehe sonst nicht zum Arzt. Es wurde bei mir das Blut untersucht, und es fand noch eine körperliche Untersuchung statt. Er hat zusätzlich ein Bild vom Kopf bei einem anderen Arzt machen lassen. Alles war okay. Doch obwohl alles normal war, bin ich weiter sehr erschöpft und habe Kopfschmerzen. Dann dachte ich, vielleicht kann ein anderer Arzt meine Krankheit finden. Deshalb habe ich einen neuen Arzt in der Nähe besucht, bei dem auch eine Freundin ist. Aber es war das gleiche, obwohl der Arzt noch mehr Untersuchungen im Blut gemacht hat. Mir wurde dann gesagt: ‚Gehen Sie nach Hause, trinken Sie ausreichend und ruhen Sie sich aus'. Aber wie kann ich mich ausruhen? Ich habe drei Kinder, von denen eins noch klein ist und ich muss arbeiten, um Geld zu verdienen. Ich bin krank, aber niemand kann mich verstehen. Ich kann mein Problem mit niemandem teilen. Nur meine Familie weiß davon. Nachbarn und Freundinnen können es nicht erkennen. (Patientin hat Tränen in den Augen.)

Patientin
- Schilderung ihrer bisherigen Erfahrungen bei Arztbesuchen
- Es erfolgten gründliche körperliche, radiologische und Laboruntersuchungen. Es fand sich kein Anhalt für das Vorliegen einer körperlichen Erkrankung, was der Patientin mitgeteilt wurde.
- Die Patientin fühlte sich in in ihrem Krankheitserleben nicht wahrgenommen.
- Oft wird durch die in Deutschland integrierten Kinder weitere Hilfe vermittelt.

Einmal wollte ich zur Arbeit fahren und konnte überhaupt nicht anfangen zu arbeiten. Nach dem Einsteigen in die S-Bahn musste ich auf der Bank liegen und war nicht mehr in der Lage zu sitzen. Mir war sehr schwindelig und ich dachte, ich werde ohnmächtig. Ein fremder Passagier hat mich unterstützt. Ich bin dann nochmal ohne einen Termin zum Arzt gegangen und musste lange warten. Nach der Untersuchung empfahl mir der Arzt, wieder nach Hause zu gehen. Er sagte mir, dass ich nicht krank bin. Jetzt habe ich schon die Geduld verloren und wollte mich gar nicht mehr beim Arzt vorstellen. Ich bin verzweifelt, da der Arztbesuch gar nichts bringt. Meine Tochter hat dann einen Termin bei Ihnen ausgemacht."

„Ich sehe, wie sehr Sie das belastet. Ich habe großen Respekt davor, dass Sie dennoch nicht aufgeben und versuchen, hier bei uns Hilfe zu bekommen. Was Ihren Hausarzt betrifft: Manchmal kann es auch bei Ärzten ohne Absicht zu Missverständnissen kommen: Was denken Sie, woran es gelegen hat?"

Ärztin
- Validierung der Emotionen, positive Verstärkung des aktiven Aufsuchens psychiatrischer Hilfe
- offene Frage: Reflektion von Missverständnissen

„Ich habe schon das Gefühl, dass die Ärzte mich nicht wirklich verstehen können. Kann schon sein, dass es auch mit der Sprache zu tun hat. Ich bin insgesamt sehr schüchtern, besonders mit Deutschen. Ich lebe zwar schon lange in Berlin, habe aber das Gefühl, nicht alles mit den Ärzten besprechen oder nicht ihre Zeit zu sehr beanspruchen zu dürfen. Es geht dann nur um die Untersuchungsergebnisse. Beim Jobcenter ist es genauso gewesen, und ich habe mich sehr geschämt. Ich wurde immer wieder zum Arzt geschickt."

Patientin
Verständigungsprobleme, Unsicherheit und Schamgefühle im Umgang mit Ärzten und Behörden werden artikuliert.

„Was ist denn beim Jobcenter passiert? Wofür haben Sie sich denn geschämt?"

Ärztin
Aufgreifen der Schamgefühle

„Ich habe beim Jobcenter nur geweint, da ich keine ärztliche Bescheinigung bekommen habe. Ich weiß aber, dass ich eine Erkrankung habe. Ich war dort wütend und auch aufbrausend. Mir ist klar, dass ich mich falsch verhielt und nicht laut werden darf. Ich war aber so verzweifelt. Ich habe Verständnis für die Sacharbeiterin, sie braucht einen Nachweis vom Arzt, den ich nicht hatte. Deshalb schäme ich mich und traue mich nicht mehr hin."

Patientin
Die zuständige Sachbearbeiterin des Jobcenters stellt sich als „falsche Adressatin" ihres Anliegens heraus. Offenes Ausdrücken von Ärger ist kulturell nicht akzeptabel. Schamgefühle und Selbstvorwürfe treten häufig auf.

(Aktiv zuhörend) „Ich verstehe. Und wie ging es weiter?"

Ärztin

„Das Problem ist, dass die deutschen Ärzte meine Erkrankung nicht finden können. Trotzdem musste ich mich noch einmal beim Hausarzt vorstellen und bat um eine Krankschreibung, weil ich Kopfschmerzen habe. Der Arzt sprach dann ziemlich laut: ‚Gehen Sie nach Hause und kommen Sie nur wieder, wenn Sie wirklich krank sind. Ich kann Ihnen nicht einfach so eine Krankschreibung geben.' Danach hatte ich Durchfälle, Bauchschmerzen und konnte nicht mehr essen. Alles schmeckte nur noch bitter. Die Stuhluntersuchung war in Ordnung. Ich konnte aber nicht mehr zur Arbeit gehen, also bin ich wieder hin. Aufgrund der Bauchschmerzen bekam ich eine Krankschreibung für eine Woche. Ich traue mich jetzt gar nicht mehr, den Arzt aufzusuchen."

Patientin
- berichtet über subjektiv wahrgenommene Verärgerung auf Seiten des Hausarztes.
- Beschreibung somatischer Symptome; sie könnten verstärkt werden, da die Patientin erst nach ausgeprägter somatischer Symptompräsentation eine benötigte AU-Bescheinigung erhielt.

„Sie sagten anfangs, Sie hatten Kopfschmerzen und die anderen Beschwerden sind später aufgetreten. Können Sie die Kopfschmerzen beschreiben?"

Ärztin
- führt entsprechend der Ursachenzuschreibung zurück zu den Kopfschmerzen.
- Das explizite Erheben der Schmerzananmnese (siehe S1-Leitlinie: Chronischer Schmerz [1]) hilft bei der diagnostischen Einschätzung und verstärkt das Vertrauensverhältnis.

„Ja, ich habe schon lange Kopfschmerzen. Beim Arzt muss ich immer die Hände so um den Kopf halten. Ich habe Schmerzen, die bis ins Gehirn ziehen.“	*Patientin* beschreibt gestikulierend ihre Kopfschmerzen.
„Wo haben Sie genau Kopfschmerzen? Sind sie nur auf einer Seite, pochend oder pulsierend? Ist es besser im Dunkeln oder bei Ruhe?“	*Ärztin* anamnestische Differenzierung der Kopfschmerztypen
„In der Mitte vom Kopf, dort gibt es so einen Druck von oben nach unten, fast wie nach einem Schlag. Es zieht von dort auf beiden Seiten nach hinten. Dunkelheit hilft dann nicht, da bekomme ich eher noch Angst.“	*Patientin* zeigt den Verlauf der ziehenden Kopfschmerzen, beschreibt einen Spannungstyp.
„Gibt es noch andere Beschwerden, wenn Sie Kopfschmerzen haben?“	*Ärztin* Begleitsymptome erfragen
„Immer, wenn ich starke Kopfschmerzen habe, bekomme ich Durchfälle und Übelkeit. Mir wird dann schwindelig und ich kann nicht weiterdenken. Ich habe das Gefühl, gleich in Ohnmacht zu fallen.“	*Patientin*
„Seit wann haben Sie Kopfschmerzen?“	*Ärztin*
„Ich habe eigentlich erst Kopfschmerzen, seit ich in Deutschland bin. Ich wurde einmal von einem Deutschen auf den Kopf geschlagen, aber das ist schon lange her. Damals 2004 wohnte ich noch in einer anderen Stadt als Berlin und musste jeden Tag für sehr wenig Geld bis Mitternacht in einem Restaurant arbeiten. Auf dem Weg nach Hause wurde ich beschimpft und dann von einem Jugendlichen geschlagen. Ich war geschockt. Mein Gehirn ist seitdem geschädigt. Ich bin viel vergesslicher geworden. Das habe ich bisher nur meinem Mann erzählt.“	*Patientin* Persönliches Erklärungsmodell, möglicherweise rassistisch motivierte Anfeindung vor langer Zeit wird als ursächliche Zuschreibung für Kopfschmerzen und verminderte Leistungsfähigkeit angegeben.
„Das war sicher eine schwere Zeit für Sie. Haben Sie aktuell noch andere körperliche Probleme? Ich lese in dem Fragebogen noch, dass Sie Schmerzen im Brustkorb haben.“	*Ärztin* Validierung, Rückbezug auf nicht spontan berichtete Symptome im Gesundheitsfragebogen

„Ja, ich habe manchmal stechende Schmerzen im Brustkorb, das kommt vielleicht vom Herz? Ich war sogar im Krankenhaus und das Herz wurde untersucht, aber alles soll in Ordnung sein.“	*Patientin* Offensichtlich erfolgten weitere stationäre diagnostische Abklärungen.
„Okay, das klingt doch schon mal beruhigend. Ich werde die Befunde anfordern. Können Sie sich denn an eine bestimmte Situation erinnern, als Sie zuletzt diese Schmerzen hatten?“	*Ärztin* zeigt Interesse, vermittelt bleibende Verantwortung, kümmert sich um bereits veranlasste diagnostische Maßnahmen.
„Zuletzt hatte ich diese Schmerzen, als ich eine Einladung vom Jobcenter bekam. Ich konnte dabei kaum noch atmen.“	*Patientin*
„Ich kann mir vorstellen, dass auch die Termine beim Jobcenter für Sie mit viel Stress verbunden sind. Sie sorgen sich, nicht richtig verstanden zu werden und um Ihre notwendige Krankschreibung. Kennen Sie die Brustschmerzen auch von anderen stressigen Situationen?“	*Ärztin* Andeuten einer möglichen Verbindung zwischen Stress und körperlicher Symptomatik: Sog. „Simultandiagnostik“ (siehe S3-Leitlinie: Nicht-spezifische, funktionelle und somatoforme Körperbeschwerden [2])
„Ja, stimmt. Immer wenn ich Stress habe, merke ich, dass sich die Schmerzen verstärken.“	*Patientin*
„Gibt es noch andere körperliche Beschwerden, insbesondere bei Stress? Diesen Zusammenhang, den Sie schildern, kann ich häufig auch bei anderen Patienten beobachten.“	*Ärztin* Das Wort Stress wird im Vietnamesischen identisch als Fremdwort und mit dem bekannten Stresskonzept verwendet.
„Morgens habe ich öfter Gelenkschmerzen. Manchmal höre ich dabei so ein Schwirren oder einen Gesang wie von Zikaden auf dem Land. Das ist sehr störend. Oft kann ich auch nicht gut schlafen.“	*Patientin* Gelenkschmerzen, Ohrgeräusche und Schlafstörungen werden bei vietnamesischen Migranten mit Depression berichtet.
„Es hört sich an, als ob es zuletzt eine schwere Zeit für Sie war. Hat Ihnen irgendetwas geholfen, damit sie sich besser gefühlt haben?“	*Ärztin* Validierung, Frage nach Bewältigungsstrategien

„Ich bin noch häufiger in die Kirche gegangen und habe viel zu Gott gebetet: ‚Gott, bitte zeig' mir, welche Erkrankung ich habe. Alle Ärzte können keine Erkrankung finden. Ich werde immer schlaffer und schwächer. Ich werde bald sterben. Bitte helfe mir, Gott'."

Patientin
Glaube wird als mögliche Ressource angedeutet, Ängste vor einer möglicherweise tödlich verlaufenden Erkrankung werden im Gebet artikuliert.

„Ein wichtiges Thema ist ja Ihre Arbeit. Wie haben Sie Ihre Arbeit bisher organisiert?"

Ärztin

„Ich arbeite in der Küche in einem Sushi-Restaurant. Ich habe mit dem Chef gesprochen, dass ich krank bin und die Arbeit reduzieren muss. Ich möchte aber mindestens 500 €/Monat verdienen, um zumindest die AOK selbst zu finanzieren. Ich möchte nicht vom Staat leben. Ich habe immer hart gearbeitet, seit ich in Deutschland war. Aber jetzt kann ich es nicht mehr."

Patientin
Arbeitsfähigkeit wird oft als wichtige Ressource angesehen. Die vietnamesischen Patienten benutzen häufig den Begriff AOK statt Krankenkasse.

„Sie sprachen von Ihrer schweren Arbeit, seit Sie in Deutschland sind. Können Sie mir erzählen, wie Sie nach Deutschland gekommen sind?"

Ärztin
Migration kann unter sehr unterschiedlichen Bedingungen stattfinden. Eine genaue Anamnese ist hier wichtig.

„1999 bin ich nach Deutschland gekommen. Zu Hause in Vietnam habe ich gehört, dass es in Deutschland viele gute Möglichkeiten gibt, Geld zu verdienen. In Vietnam arbeitete ich auf dem Feld. Wir lebten unter sehr ärmlichen Verhältnissen. Ich komme aus Mittelvietnam, wo noch immer viel Armut herrscht. Mein Mann und unsere zwei Kinder sind damals in Vietnam geblieben."

Patientin
Ökonomische Gründe für die Migrationen nach Deutschland werden ab 1990 am häufigsten bei vietnamesischen Migranten angegeben.

„Wie sind Sie nach Deutschland eingereist?"

Ärztin

„Ich bin nicht offiziell nach Deutschland eingereist. Hier hatte ich keine Freunde, keine Angehörigen und keine Papiere. Ich musste damals hart arbeiten, um unsere Schulden in Vietnam zu begleichen, die wir aufgenommen haben, damit ich nach Deutschland kommen konnte. Anfangs hatte ich große Angst, wieder nach Vietnam abgeschoben zu werden. Ich habe viel gearbeitet, bis zu 14 Stunden am Tag. Ich habe eigentlich nur gearbeitet, gegessen und geschlafen. Viel verdienen, wie ich gehofft hatte, konnte ich nicht. Aber ich schaffte es, meinen Mann und meine zwei in Vietnam geborenen Kinder nach Deutschland nachzuholen. Ich habe dafür immer fleißig gearbeitet. Jetzt ist die Familie wieder zusammen, wie es unser Wunsch war."

Patientin
- Schulden durch die Migration sind ein zusätzlicher Stressfaktor.
- Ein ungesicherter Aufenthaltsstatus zwingt meist zu Arbeit unter schlechten Bedingungen.
- Artikulation von Stolz, das Ziel der Familie durch eigene Kraft erreicht zu haben, gleichzeitig Betonung von Arbeitsfähigkeit als hohem Wert

„Wie denken Sie über Vietnam? Vermissen Sie Ihre Heimat?"

Ärztin
fragt nach Verbundenheit zur Heimat.

„Ich habe Angst vor einem Leben in Vietnam. Zum Glück habe ich Familie und einen Aufenthaltsstatus mit Arbeitserlaubnis in Deutschland. Das macht vieles leichter, und ich kann mehr Geld verdienen. Das Leben in Vietnam war schwierig, und wir waren sehr arm. Es gibt dort so viele arme Leute. Unsere Familie ist katholisch. Das wurde in Vietnam nicht gefördert. Wir können z. B. schwer eine gute Position in der öffentlichen Verwaltung bekommen. Ich rufe in den letzten Jahren seltener in Vietnam an und bin seit 2004 nur einmal zu Besuch gewesen. Aber ich möchte unbedingt Geld senden. Das soll zum Aufbau einer Kirche in meiner Heimat verwendet werden. Ich brauche 5.000 €, dafür wird unser Familienname auf einer Marmorplatte in der Kirche eingraviert. Ich habe schon die Hälfte gespart. Auch deshalb möchte ich gesund sein und bald wieder arbeiten, um die Kirche in meiner Heimat zu unterstützen. Das ist mein Traum seit über 10 Jahren. Wenn ich das schaffe, bin ich zufrieden."

Patientin
- Bericht von negativer Abgrenzung zur Herkunftsregion, Verbundenheit zur Heimat kann eine wichtige Ressource und Verlust von Heimatgefühl ein Risikofaktor für Depressionen sein.
- Hier wird eine Ambivalenz zur Heimat deutlich. Ihr Ziel ist es, eine hohe Geldsumme ihrer Kirche in Vietnam zu spenden und so mit ihrem Namen der Heimatgemeinde verbunden zu sein.

„Was sagt Ihre Familie zu Ihrem Zustand? Erhalten Sie Unterstützung und Verständnis?"

Ärztin
Familienbeziehungen

„Mein Mann unterstützt und versteht mich. Er weiß, wie hart ich gearbeitet habe. Aber er ist auch krank und kann mir finanziell nicht helfen. Meine Tochter macht mir am meisten Sorgen. Sie ist 17 Jahre alt und gehorcht mir nicht mehr. Sie geht bis nach 22 Uhr aus und chattet immer mit Jungen. Ich habe ihr gesagt, dass sie erst nach der Uni einen Freund haben kann. Zuerst kommt das Lernen, sie ist noch im Gymnasium. Unser großes Ziel ist, dass sie studiert, damit es ihr später besser geht als uns Eltern. In Deutschland haben unsere Kinder mit einem Studium gute Möglichkeiten. Vor dem Studium werde ich ihr einen Freund verbieten. Sie geht sogar zur Disco. Die Sorgen machen mich nur kränker. Gestern habe ich sie geschminkt zum Ausgehen gesehen. Ich war so wütend und hatte dann noch mehr Kopfschmerzen. Sie muss ihre Tugend als eine Vietnamesin bewahren. Ich mache mir Sorgen, dass sie wie ihre Freundinnen wird und nicht mehr so gut lernt wie früher. Sie muss sich jetzt nur auf das Lernen konzentrieren und darf sich nicht ablenken lassen. Die Vergleiche mit ihren deutschen Freundinnen machen mich krank. Mein ältester Sohn ist ganz anders. Er kümmert sich um mich und lernt sehr fleißig. Er wird nächstes Jahr seine Ausbildung zum Mechaniker absolvieren. Ich bin sehr stolz auf ihn."

Patientin
- Generationskonflikt wird angedeutet.
- Bildung ist ein wichtiges Ziel konfuzianistisch geprägter Erziehung und wird als bester Weg aus der Armut verstanden.
- Generationenkonflikte aufgrund unterschiedlicher Erziehungsstile und Erwartungen zwischen vietnamesischen Eltern im Vergleich zu den deutschen Eltern der jeweiligen Peer Group sind häufig.

„Sie sprechen verschiedene Stressfaktoren an, die wir bei einem weiteren Termin genauer betrachten können, um gemeinsam Lösungsmöglichkeiten zu finden. Jetzt würde ich gerne wissen, was Sie sich für die Zukunft wünschen und woran Sie fühlen würden, dass die Behandlung hier erfolgreich war? Gibt es Dinge, die Ihnen zukünftig besonders wichtig sind?"

Ärztin
Erfragen von Werten und Zielen: s. Kap. 1.6, persönliches Erfolgskriterium

„Ich möchte zuerst gesund werden, um arbeiten zu können. Ich möchte nur wieder arbeiten. Ich bin doch die Hauptverdienerin in der Familie, da mein Mann krank ist und kaum arbeiten kann.“	*Patientin* eigene Rollenerwartung als hart arbeitende Mutter
„Liegt denn alles allein auf Ihren Schultern?“	*Ärztin*
„Ja, ich habe die Verantwortung für drei Kinder und meinen Mann, auch wenn mein Sohn bald mit der Ausbildung fertig wird. Wenn man nur vom Jobcenter lebt, hat man gar nichts. Man hat kein Geld für die Kinder und kann nicht für die Familie sorgen. Ich möchte auch nicht eine Last für die Gesellschaft sein. Sobald ich die Gesundheit zurückhabe, möchte ich weiter arbeiten. Ich habe deshalb oft für meine Gesundheit gebetet, um geheilt zu werden.“	*Patientin* – Schamgefühle – Selbständigkeit und körperliche Leistungsfähigkeit als „Werte“ – religiös motivierte Heilungserwartungen
„Was bedeutet für Sie, geheilt zu sein, woran würden Sie es merken?“	*Ärztin*
„Das Wichtigste ist, dass ich arbeiten kann und weniger Schmerzen habe. Wenn ich krank bin, bin nur ich in der Lage, es zu merken. Die Umgebung kann es nicht merken. Ich möchte nicht, dass sich andere Sorgen um mich machen. Ich will nicht jammern oder weinen. Es ist mir peinlich, andere zu stören oder mit meinen Problemen zu belasten. Wenn Bekannte mich fragen, wie es mir geht, sage ich immer, dass es mir gut geht. Ich lächle dann, um mir nichts anmerken zu lassen und keine schlechten Gefühle bei anderen Menschen zu verbreiten.“	*Patientin* Andere nicht mit Krankheit zu belasten, ist ein häufig anzutreffender Wert. Lächeln trotz körperlichen und psychischen Leidens kann auch bedeuten, anderen nicht zur Last fallen zu wollen.
„Sie wollen Ihre Probleme alleine lösen und niemanden belasten?“	*Ärztin* Wiederholen des Gesagten als Technik des aktiven Zuhörens

„Ja genau, ich möchte nicht, dass andere sich um mich sorgen und durch die Sorge womöglich auch noch krank werden. Wenn ich manchmal mit meinen Angehörigen aus Vietnam telefoniere, fragen sie immer, wie es mir geht. Ich lasse mir nichts anmerken. Da ich aber nicht lügen will, rufe ich nur noch selten in Vietnam an. Wenn die Verwandten wissen, dass ich zu Hause bin und nicht zur Arbeit gehe, werden sie denken, dass ich krank bin. Nur kranke Leute bleiben zu Hause. Ich bin in Vietnam immer für meinen Fleiß bekannt gewesen. Ich bin nur zu Hause, weil ich krank bin und versuche, nicht so viel auf die Straße zu gehen."

Patientin
- relationale Bewertungen des eigenen Verhaltens, sozialer und kommunikativer Rückzug auch gegenüber der Heimatgemeinde, um das Gesicht zu wahren
- Arbeit wird erneut als Wert sozialer Anerkennung und Zeichen von Gesundheit artikuliert.
- Identifizierung als fleißiger Mensch ist schon in Vietnam erfolgt.

„Danke, dass Sie so offen über Ihre Sorgen gesprochen haben. Nachdem, was Sie berichten und dem Fragebogen, den Sie im Wartezimmer ausgefüllt haben, bestehen deutliche Hinweise, dass Sie an einer psychischen Erkrankung leiden. In Ihrem Falle denke ich an eine Depression. Eine psychische Erkrankung bedeutet nicht, dass sie verrückt sind oder nicht mehr gesund werden. Im Gegenteil, eine Depression ist gut zu behandeln. Sie ist genauso einschränkend wie eine körperliche Krankheit und kann häufig mit körperlichen Symptomen einhergehen, wobei oft keine auffälligen Untersuchungsbefunde bestehen, wie das bei Ihnen der Fall ist. Was denken Sie über meine Einschätzung, dass bei Ihnen die berichteten Schmerzen im Rahmen einer Depression vorliegen könnten?"

Ärztin
- alternatives Erklärungsmodell (Depression) und diagnostische Einordnung der Beschwerden anbieten
- erwartete Befürchtungen vor dem Begriff der psychischen Krankheit ansprechen und berechtigte Hoffnung auf Besserung vermitteln

„Das könnte richtig sein. Als ich Ihren Flyer des ambulanten Angebots, den mir meine Tochter gab, durchgelesen habe, dachte ich mir schon so etwas, da dort Psychiatrie steht. Mein Mann könnte auch psychisch krank sein. Er hat ähnliche Beschwerden, will aber nicht zum Arzt gehen. Er ist sehr vergesslich, traurig und müde, kann aber auch sehr gereizt sein. Meine Tochter meinte ebenso, dass ich ein Problem wie Depressionen habe und deshalb auch noch mehr streite und weine und sehr empfindlich auf alles reagiere. Ich bin mir aber nicht sicher, ob das eine richtige Erkrankung ist.“	*Patientin* Patienten beschäftigen sich mit der Möglichkeit einer psychischen Erkrankung, bevor sie zum Facharzt für Psychiatrie oder Psychosomatik gehen. Von daher ist ein offenes Ansprechen der Erwartungen günstig.
„Ihre Schilderungen passen zur Diagnose einer Depression. Andere können diese Erkrankung oft nicht bemerken und Betroffenen gelingt es, sie lange zu verbergen. Sie berichten das von Ihren Anrufen in Ihre Heimat. Viele Menschen, die Sie auf der Straße sehen, hatten vielleicht auch schon mal eine psychische Störung. Das ist keine Seltenheit. In Vietnam gibt es ebenso viele psychisch kranke Menschen, was aber oft außerhalb der Familie nicht ausgesprochen wird. Es ist demnach richtig, dass Sie jetzt zu uns gekommen sind. Ist das für Sie verständlich?“	*Ärztin* Entstigmatisierung und Normalisierung psychischer Erkrankung auch durch Vergleich mit dem Herkunftsland Vietnam und Verweis auf die Häufigkeit, das oftmalige Geheimhaltenwollen und die öffentliche Nicht-Sichtbarkeit des Leidens
„Früher habe ich tatsächlich gedacht, psychisch Kranke sind verrückt. Ich habe zwar Schmerzen und zu wenig Kraft, kann mich aber immer noch gut kontrollieren. Deswegen würde ich nicht denken, dass ich psychische Probleme habe. Aber ich merke, dass ich nicht arbeiten kann und andere Ärzte auch nichts finden. Denken Sie, dass ich so arbeiten kann?“	*Patientin*

Ärztin

„Zunächst finde ich auch, dass Sie derzeit nicht arbeiten sollten. Ich attestiere Ihnen bis zu unserem nächsten Termin eine Arbeitsunfähigkeit. Vor der endgültigen Diagnose würde ich noch einmal eine Blutuntersuchung mit Kontrolle Ihrer Schilddrüsenwerte und des Vitamin D sowie ein EKG veranlassen. Dann könnten wir beim nächsten Termin die Behandlung beginnen."

zentrales Anliegen der Patientin aufnehmen und ihr damit Sicherheit vermitteln

Patientin

„Wie geht es dann weiter? Kann ich Sie öfter sehen?"

Ärztin

„Ja, wir werden uns öfter sehen. Ich denke, dass eine Behandlung mit Gesprächen wie unserem bisherigen, aber auch antidepressive Medikamente notwendig sind. Die Medikamente helfen, ein derzeit bestehendes, oft stressbedingtes Ungleichgewicht in Ihrem Gehirn auszugleichen. Sie können den Schlaf verbessern und auch Schmerzen lindern. Wir müssen während der Behandlung regelmäßig Blutwerte und das Herz kontrollieren, um mögliche Veränderungen frühzeitig zu erkennen."

Darstellen der Therapiebausteine und des Ablaufs der Behandlung, da vielen Patienten mit vietnamesischem Hintergrund das Konzept einer regelmäßigen psychiatrischen Behandlung nicht geläufig ist

Patientin

„Kann ich selbst noch etwas tun?"

Ärztin

„Ich kann Ihnen anbieten, an einer Entspannungsgruppe und Gruppentherapie von Frauen mit ähnlichen Problemen teilzunehmen. Die Behandlung einer Depression braucht Zeit, deshalb sollten Sie regelmäßig kommen. Dabei können wir über Ihre Sorgen und Probleme sprechen, Lösungsstrategien erarbeiten. Ich weiß, dass in Vietnam oft gesagt wird, man sollte nicht über Sorgen, Verluste oder Trauer sprechen und sie besser vergessen, um gesund zu werden. Es gibt die Annahme, dass es durch das Reden nur noch schlimmer wird, wobei ich aber in meiner Arbeit andere Erfahrungen gemacht habe. Zum Abschluss würde ich Sie bitten, nochmal das für Sie wichtigste unseres heutigen Gespräches zu wiederholen."

- Gruppentherapien, insbesondere Entspannungs- und Achtsamkeitsübungen werden häufig gut angenommen.
- Häufige Vorbehalte gegenüber Gesprächstherapien werden direkt angesprochen.
- Zusammenfassung aus Patientenperspektive

„Ich habe eine Depression, aber bin nicht verrückt. Das ist eine Krankheit, mit der ich jetzt psychisch arbeitsunfähig bin. Ich muss mich für die Erkrankung nicht schämen, und ich bekomme dann von Ihnen Medikamente, die bei mir das Schlafen verbessern werden. Ich hoffe, dass auch meine Kopfschmerzen weggehen. Daher soll ich mich besser entspannen und öfter zu Ihnen kommen, um Probleme zu besprechen."	*Patientin*
„Sehr gut, da haben Sie schon viel Wichtiges erwähnt. Wollen Sie nach dem EKG und der Blutabnahme einen Termin gleich für die nächste Woche ausmachen?"	*Ärztin*
„Ja, ich danke Ihnen, bis nächste Woche."	*Patientin*

Literatur

[1] Arbeitsgemeinschaft der Wissenschaftlichen Medizinischen Fachgesellschaften. S1-Leitlinie: Chronischer Schmerz. Verfügbar unter: http://www.awmf.org/uploads/tx_szleitlinien/053-036l_S1_Chronischer_Schmerz_2013-10.pdf. Letzter Aufruf April 2016

[2] Arbeitsgemeinschaft der Wissenschaftlichen Medizinischen Fachgesellschaften. S3-Leitlinie: Nicht-spezifische, funktionelle und somatoforme Körperbeschwerden, Umgang mit Patienten. Verfügbar unter: http://www.awmf.org/uploads/tx_szleitlinien/051-001l_S3_Nicht-spezifische_funktionelle_somatoforme_Koerperbeschwerden_2012-04.pdf. Letzter Aufruf April 2016.

[3] Hahn E, Burian R, Dreher A, et al. Beurteilung depressiver und somatischer Symptome mittels des PHQ-9 und PHQ-15 bei ambulanten vietnamesischen und deutschen Patientinnen. ZPPP 2016;64(1):1–12.

Georg Kremer, Christa-Maria Sibum-Kremer

2.3.2 21-jährige türkischstämmige Patientin mit multiplen Symptomen im Zusammenhang mit Moral- und Lebensvorstellungen der Herkunftsfamilie

In der hausärztlichen Praxis werden erfahrungsgemäß sehr viele Menschen mit wechselnden, teilweise diffusen somatischen Beschwerden behandelt. Das ärztliche Gespräch über diese „somatoformen Störungen“ und mögliche Veränderungen von Lebensgewohnheiten nimmt hier oft einen breiten Raum ärztlicher Tätigkeit ein. Und gleichzeitig ist es für viele ärztliche Kollegen eine Herausforderung, angesichts eines mangelnden Problembewusstseins und einer fehlenden Änderungszuversicht vieler dieser Patienten empathisch und motivationsförderlich zu bleiben.

Der somatisch-diagnostische Zugang ist unbedingt zu wählen, und gleichzeitig ist der Versuch zu unternehmen, die dahinter liegenden ungeklärten Lebensfragen zu thematisieren, i. S. einer sogenannten „Simultandiagnostik“ [1]. Dies ist ein schmaler Grat. Die AWMF-Leitlinien [1] empfehlen einen „Partnerschaftlichen Dialog“ mit einer „Partizipativen Entscheidungsfindung“. Genau dies sind wesentliche Elemente der Motivierenden Gesprächsführung (MGF). Der theoretische Hintergrund hierzu wurde bereits vorgestellt.

Wir wollen im Folgenden die wesentlichen Elemente der MGF auf einen typischen Fall der hausärztlichen Praxis in einem städtischen Versorgungsbezirk mit einem hohen Anteil an türkischstämmigen Bürgern anwenden.

Fallbeispiel

Die Patientin ist 21 Jahre alt, Studentin, türkischstämmig, seit Geburt in Deutschland aufgewachsen. Sie beherrscht die deutsche Sprache perfekt. Ihre Eltern und ihre drei älteren Brüder leben in derselben Stadt. Sie wohnt bei den Eltern, ist modern gekleidet.

Sie erschien mehrmals in der hausärztlich-internistischen Praxis und schilderte verschiedene Symptome: Schwindel, Schulter-Hals-Nacken-Schmerzen, Kopfschmerzen, Bauchschmerzen bzw. Magenbeschwerden, Herzschmerzen, Müdigkeit, Erschöpfung.

Die somatische Diagnostik bestand aus einer eingehenden Anamnese, einem klinischen Status, EKG, Sonographie des Abdomens, Blutentnahme, einer Röntgen-HWS-Funktionsaufnahme und einem C13-Atemtest.

„Frau T., ich darf Ihnen sagen, dass die Untersuchungen allesamt erfreulich ausgefallen sind. Das heißt, dass Ihr Körper nach allem, was wir wissen, gesund ist. Das ist aus meiner Sicht erst mal ein gutes Ergebnis. Wie hört sich das für Sie an?"	*Ärztin* gibt in klarer, verständlicher Form eine Rückmeldung über die Ergebnisse des diagnostischen Prozesses. Diese Rückmeldung leitet mit einer sog. „Schlüsselfrage" zur Problembearbeitung über.
„Ja, aber das kann doch nicht sein. Mir geht es doch körperlich schlecht."	*Patientin* äußert Widerstand, ringt um ihr Krankheitskonzept.
„Es geht Ihnen körperlich schlecht, und gleichzeitig finden wir dafür keine körperliche Ursache. Das muss verwirrend sein. (Kurze Pause.) Was glauben Sie selbst, wie das zusammen passen könnte?"	*Ärztin* meldet Diskrepanz zurück, hört aktiv zu und stellt offene Frage nach eigenem Konzept.
„Ich weiß nicht. Vielleicht haben Sie noch nicht alles beachtet."	*Patientin* ist unsicher. Leichter Angriff im Widerstand
„Darf ich Ihnen einmal sagen, was ich denke, wie das zusammen hängt?"	*Ärztin* ist vorsichtig, agiert kleinschrittig, attackiert den Widerstand nicht frontal.
„Bitte."	*Patientin* erklärt Einverständnis.
„Körper und Seele gehören zusammen, arbeiten zusammen. Manchmal reagiert die Seele, wenn es dem Körper schlecht geht, und manchmal ist es umgekehrt: Der Körper reagiert, wenn es der Seele schlecht geht. Und das ist meines Erachtens bei Ihnen der Fall. Aus meiner Sicht sind Ihre unterschiedlichen körperlichen Beschwerden auf seelsiche Belastungen in Ihrem Leben zurückzuführen. (Kurze Pause.) Was denken Sie darüber?"	*Ärztin* informiert über ihre Sicht der Dinge, fragt nach der subjektiven Bewertung.

„Ich weiß nicht. Eigentlich ist meine Lebenssituation gar nicht so schlecht."

Patientin
wird unsicher, äußert sich ambivalent, die Abwehr wird schwächer.

„Schauen Sie, der Volksmund sagt so Sachen wie: Der Stress schlägt auf den Magen, die Angst sitzt im Nacken, es wird einem ganz schwindelig im Kopf von vielen Problemen, das Herz hüpft vor Freude oder blutet vor Schmerz und Trauer, die Wut ist im Bauch und so weiter. Haben Sie eine Idee, was Ihnen auf den Magen schlägt?" (Kurze Pause.)

Ärztin
informiert weiter, drängt aber nicht, bietet ein Erklärungsmodell an, fragt nach der subjektiven Sicht.

„Ja, ich fühle mich total zerrissen. Ich weiß nicht, was ich machen soll. Meine Familie will, dass ich heirate und eine Familie gründe. Ich will das aber eigentlich gar nicht, ich will einen tollen Beruf erlernen und Karriere machen. Meine Eltern und meine Brüder kontrollieren mich ständig. Manchmal will ich nur weg von allen, weg aus dieser Stadt."

Patientin
hat Vertrauen gefasst, geht ein gewisses Wagnis ein, indem sie sich jemand „Fremden" öffnet.

„Das muss sehr schwierig für Sie sein. Manchmal ist es kaum auszuhalten. Mit einem Bein in den alten Traditionen, mit dem andern in einer neuen Welt."

Ärztin
äußert Verständnis, hört aktiv zu. Arbeit mit gut verständlichen Metaphern (s. Kap. 1.4)

„Ja, genau. Ich liebe meine Familie, manchmal hasse ich sie, will nur weg von meiner Familie, und dann krieg ich wieder ein ganz schlechtes Gewissen. Manchmal habe ich auch Angst. (Kurze Pause.) Ich weiß nicht, was ich machen soll."

Patientin
bringt ihre ganze Ambivalenz auf den Punkt, fragt indirekt um Hilfe.

„Darf ich Ihnen sagen, was ich denke, was Sie machen sollten?"

Ärztin
bleibt vorsichtig angesichts des drastischen kulturellen Konflikts, fragt erneut um Erlaubnis, drängt somit nicht.

„Hm."

Patientin
ist nachdenklich und etwas ängstlich.

„Ich denke, dass Sie sich professionelle psychotherapeutische Hilfe holen sollten. Jemanden, der neutral ist, zu dem Sie Vertrauen haben, mit dem Sie offen über all das reden können und der Ihnen hilft, für sich gute Entscheidungen zu finden. Was sagen Sie dazu?“	*Ärztin* bietet wieder ihre Option an, fragt erneut nach der subjektiven Bewertung.
„Ich weiß nicht.“	*Patientin* bleibt ambivalent.
„Frau T., ich möchte Ihnen erst einmal danken für das Vertrauen, das Sie mir geschenkt haben. Ich habe eine Ahnung davon bekommen, in welch einer schwierigen Lage Sie sich befinden. Ich denke, eine gute Entscheidung braucht etwas Zeit. Was halten Sie davon, wenn wir das heute erstmal so stehen lassen und Sie ein wenig darüber nachdenken, wie es weiter gehen soll? Vielleicht sprechen Sie mal mit einer guten Freundin. In einer Woche sehen wir uns wieder. Ist Ihnen das recht?“	*Ärztin* drängt nicht, äußert Verständnis, bleibt weiter kleinschrittig.
„Okay.“	*Patientin* ist erleichtert, dass sie Zeit gewonnen hat.

Weitere Konsultation nach einer Woche

„Hallo Frau T., wie ist es Ihnen in der letzten Woche ergangen?“	*Ärztin* leitet mit einer offenen Frage ein.
„Na, ich weiß nicht so recht. Wie funktioniert denn eine Psychotherapie?“	*Patientin* ist weiter ambivalent, noch nicht entschieden, braucht Informationen.

„In der Psychotherapie wird vor allem gesprochen. Eine Sitzung dauert für gewöhnlich 50 Minuten. Man trifft sich i. d. R. einmal pro Woche. Die Anzahl der Sitzungen hängt ganz von Ihnen ab. Manchmal hat man nach 10 Sitzungen alles Wichtige geklärt, manchmal erst nach 40 oder noch mehr ... Was sagen Sie dazu?“	*Ärztin* – bemerkt, dass Patientin nicht über Körperbeschwerden kommuniziert, informiert kurz über Grundzüge der Psychotherapie, vergewissert sich zwischendurch immer wieder, ob die Patientin noch bei der Sache ist. Die Ärztin bleibt sich bewusst, dass die Patientin noch unentschieden ist. – Offene Frage nach der subjektiven Bewertung
„Ich habe ein bisschen Angst davor.“	*Patientin* ist fast entschieden.
„Was bereitet Ihnen am meisten Angst?“	*Ärztin* folgt den Hindernissen einer Entscheidung zur Veränderung.
„Vielleicht muss ich mich von meiner Familie trennen.“	*Patientin* Widerstand in Form von „Katastrophen“- oder Extremphantasien
„Langsam, langsam! Sie denken schon über das Ziel nach, dabei sind Sie noch gar nicht losgegangen. Zu Beginn einer Psychotherapie weiß man oft nicht, wo man am Ende landet. Maßgeblich ist vielmehr, dass Sie mithilfe einer Psychotherapie für sich stimmige Entscheidungen treffen können. Und die können so und so ausfallen.“	*Ärztin* geht geschmeidig mit dem Widerstand um, verschiebt den Fokus etwas, nimmt Wind aus den Segeln.
„Okay, ich weiß immer noch nicht genau, ob es richtig ist, aber ich kann ja mal mit einer Psychotherapeutin Kontakt aufnehmen. Gibt es türkische Psychotherapeutinnen? Obwohl, ich weiß gar nicht, ob ich das will.“	*Patientin* ist zu einem ersten Schritt entschlossen, ihr Widerstand lässt nach.

„Mir ist keine niedergelassene türkischstämmige Psychotherapeutin bekannt. Ich kann mir aber gut vorstellen, dass Sie mit einer deutschstämmigen Psychotherapeutin gut klar kommen. Vielleicht nicht mit der ersten. Grundsätzlich hat man aber immer ein paar Sitzungen Zeit, bevor man sich länger festlegt. Wollen Sie denn lieber zu einer Frau oder zu einem männlichen Psychotherapeuten?"	*Ärztin* versucht, Angst vor Psychotherapie zu nehmen.
„Auf jeden Fall zu einer Frau."	*Patientin* legt sich fest.
„Gut. Ich gebe Ihnen hier mal eine Liste der Adressen von Psychotherapeutinnen mit. Sie können bei einer Psychotherapeutin anrufen und einen unverbindlichen Erstgesprächstermin vereinbaren. Dort werden Sie spüren, ob die Kollegin zu Ihnen passt, ob Sie Vertrauen haben können, oder nicht. Wenn nicht, haben Sie den Mut, es bei einer anderen zu probieren! Bei Schwierigkeiten können Sie sich gern an mich wenden. Wie geht es Ihnen mit all dem jetzt?"	*Ärztin* – gibt genaue Informationen, skizziert weiterhin kleine Schritte. – Offene Frage zum Befinden
„Ich bin etwas aufgeregt. Mir ist ein bisschen schwindelig, und ich habe ein Grummeln im Bauch. Aber ich glaube, es ist das Richtige."	*Patientin*
„Ich habe großen Respekt vor Ihrem Mut. Wann wollen Sie starten mit der Suche?"	*Ärztin* Würdigung, Bestätigung, Frage nach dem konkreten nächsten Schritt
„Am Wochenende will ich noch ein bisschen Zeit für mich haben und mit meiner besten Freundin reden. Ich denke, dass ich Montag anfangen werde."	*Patientin* bleibt vorsichtig.
„Gut. Sollen wir uns in vier Wochen wiedersehen?"	*Ärztin* hält Kontakt, stärkt damit Verbindlichkeit und Selbstverpflichtung.

Diskussion

Die Ärztin hat erreicht, dass die Patientin ihre Situation und ihre Möglichkeiten realistisch einschätzt und zur aktiven Partnerin in der Behandlung geworden ist. Aus dem Stadium der Absichtslosigkeit heraus ist die Ärztin mit der Patientin einen längeren Weg durch das Stadium der Absichtsbildung gegangen, um schließlich im Stadium der Vorbereitung einen konkreten nächsten Schritt zu planen. Hier hat es sich als nötig und möglich erwiesen, der Patientin eine weiterführende Unterstützung in einer Psychotherapiepraxis anzuraten. Eine Überweisung zu einem Spezialisten ist immer ein großer Schritt und kann nicht in jedem Falle erwartet werden. Im hier geschilderten realen Fall ist die Patientin seit mittlerweile einem ¾ Jahr in psychotherapeutischer Behandlung. Die Patientin erscheint einmal im Quartal in der Praxis. Konsultationen wegen der o. g. somatischen Beschwerden sind nicht mehr vorgekommen.

Das hier skizzierte Vorgehen ist kein Garant für einen Behandlungserfolg im Sinne einer sofort eintretenden Verhaltensänderung. Letztlich entscheiden Patienten selbst, was sie tun. Ein Vorgehen im Sinne der MGF jedoch ist zum einen geeignet, alle wesentlichen Aspekte des individuellen Erlebens und Verhaltens aufzudecken, zum anderen erhöht es die Wahrscheinlichkeit, dass Patienten die Interventionen ernst nehmen. In vielen Fällen können somit Ärzte auf der Basis der hier skizzierten Grundhaltung und wesentlichen Elemente kurzer Interventionen auch in der ihnen zur Verfügung stehenden Zeit sinnvolle Prozesse und Verhaltensänderungen anstoßen.

Literatur

[1] Arbeitsgemeinschaft der Wissenschaftlichen Medizinischen Fachgesellschaften. S3-Leitlinie: Nicht-spezifische, funktionelle und somatoforme Körperbeschwerden, Umgang mit Patienten. Verfügbar unter: http://www.awmf.org/uploads/tx_szleitlinien/051-001l_S3_Nicht-spezifische_funktionelle_somatoforme_Koerperbeschwerden_2012-04.pdf. Letzter Aufruf April 2016.

[2] Burke BL, Arkowitz H, Menchola M. The Efficacy of Motivational Interviewing: A Meta-Analysis of Controlled Clinical Trials. J Consult Clin Psychol 2003;71(5):843–861.

[3] Lundahl B, Burke BL. The effectiveness and applicability of motivational interviewing: a practice-friendly review of four meta-analysis. J Clin Psychol 2009;65(11):1232–45.

[4] Miller WR, Rollnick S. Motivierende Gesprächsführung. Freiburg: Lambertus-Verlag, 2009.

[5] Rollnick S, Miller WR, Butler CC. Motivierende Gesprächsführung in den Heilberufen. Core-Skills für Helfer. Lichtenau: G. P. Probst Verlag, 2012.

[6] Söderlund LL, Madson MB, Rubak S, Nilsen P. A systematic review of motivational interviewing training for health care practitioners. Patient Educ Couns 2011;84(1):16–26.

Vittoria Braun, Ronald Burian und Albert Diefenbacher

3 Diskussion und Zusammenfassung

> Worte sind wie ein zweischneidiges Schwert, sie können sowohl tief verletzen als auch heilen.

stellte Bernard Lown – einer der bedeutendsten Ärzte unserer Zeit – fest [1]. Gerade in der hausärztlichen Praxis ist das angemessene Gespräch mit Patienten, die an Stresssymptomen oder Stresserkrankungen leiden, notwendige Voraussetzung.

Erfolgreiche Kommunikation tut beiden gut: dem Patienten und dem Arzt. Dieses gute Gefühl stellt sich nicht regelhaft ein. Insbesondere bei „Stresspatienten" mit ihren vielfältigen Beschwerden, ihrer nicht seltenen Unzufriedenheit und Ängstlichkeit übertragen sich die unguten Gefühle auf die Ärzte. Oft erfolgen Gespräche in Zeitnot und häufig noch in althergebrachter paternalistischer Form mit Abschreckungen und Verängstigungen: „Wenn Sie weiter rauchen, werden Sie bald an Lungenkrebs oder Herzinfarkt sterben." Es wird nicht berücksichtigt, dass sich Haltungen und Einstellungen des Patienten nur verändern, wenn man es ihm durch Ermutigung und Inspiration ermöglicht, eine neue bessere Erfahrung zu machen [2].

Die in unserem Buch ausgesuchten Fallbeispiele betreffen häufige Beratungsanlässe, wie sie von unseren Patienten geschildert werden, z. B. Generationskonflikte und Verluste, Überforderung durch die Arbeit, Arbeitslosigkeit, aber auch Krankheitsbefürchtungen oder chronische Schmerzen. Um eine höhere Kompetenz bei der Versorgung dieser Patienten herzustellen, haben wir die typische Sprechstundensituation gewählt, in der Sie, liebe Kolleginnen und Kollegen, sozusagen neben uns sitzen und am Gespräch teilnehmen. Bestimmt sind Ihnen in der Auseinandersetzung mit den beschriebenen Beispielen einige Ihrer Patienten in den Kopf gewandert.

Anliegen des Buches ist es auch, Möglichkeiten und Grenzen bei der Betreuung von Menschen, die an stressassoziierten Erkrankungen leiden, aufzuzeigen. Für Hausärzte, die im Kontakt mit unselektioniertem Patientengut stehen, gilt es zu entscheiden, welche Patienten sie gut selbst behandeln können und bei wem die Mitbehandlung spezialisierter Kollegen erforderlich ist.

Vielleicht ging es Ihnen beim Lesen des Buches ähnlich wie uns, dass Sie den Patienten mit dem Verbitterungssyndrom als besonders herausfordernd einschätzten: Das empfohlene Gesprächsvorgehen entspricht nicht den üblichen hausärztlichen Gepflogenheiten und wirkt vielleicht sogar provokant. Die im Beispiel geschilderte Intervention erfordert in der Tat therapeutische Übung und ein gut geschultes Beurteilungsvermögen von Gefährdungssituationen. Bei diesem Fallbeispiel ist sicher ein sorgfältiges Abwägen erforderlich, inwieweit z. B. zum Ausschluss akuter Suizidalität oder auch von Fremdgefährdung im Rahmen einer Belastungssituation das sofortige Hinzuziehen eines Psychiaters erforderlich ist. Wir als Herausgeber würden als Verfechter einer guten Kooperation zwischen Hausärzten und Psychiatern dazu raten, bei eigener Unsicherheit in solchen Fällen den raschen kollegialen Kontakt zu suchen. Das können je nach Einschätzung der Akuität ein Telefonat mit einem psychiatrischen Fachkollegen, eine Terminvereinbarung mit dem Sozialpsychiatrischen Dienst oder auch eine sofortige Klinikeinweisung sein.

Ein weiteres Beispiel für zeitig anzustrebende kollegiale Kooperation sehen wir in dem Fall der jungen Türkin mit multiplen Beschwerden. Im Zusammenhang mit ihren beruflichen Plänen und den Moral- und Lebensvorstellungen ihrer Herkunftsfamilie stellt die längerfristige Psychotherapie eine notwendige Maßnahme dar.

Auch der „junge Mann neben der Spur" braucht neben hausärztlicher Begleitung eine professionelle Behandlung in der Drogenberatungsstelle. Am Beispiel der depressiven Vietnamesin, die nach langer Odyssee endlich in der sogenannten Vietnam-Ambulanz vorstellig wird, wollen wir vermitteln, wie heilsam es ist, bei vergleichbaren Patienten möglichst schnell fachspezifische Hilfe einzuholen.

Neben diesen vier besonders schwerwiegenden und langwierigen Krankheitsverläufen erlebten Sie eine Reihe oft vorkommender stressassoziierter Leiden, die im Rahmen familiärer und beruflicher Konflikte entstanden und mit hausärztlicher Kompetenz und Erfahrung entsprechend diagnostizierbar und behandelbar sind.

Vielleicht werden Sie zu bedenken geben, dass die empfohlenen Kommunikationen Ihr hausärztliches Zeitlimit sprengen. Die Mehrzahl der dargestellten Interaktionen dauert nicht länger als 10–15 Minuten. Großer Vorteil der Allgemeinmedizin ist, dass wir unsere Patienten über lange Zeiträume sehen, oft drei Generationen einer Familie betreuen und an ihrem Leben teilnehmen. Diese Nähe lässt manches Mal einen Zusammenhang erkennen, warum ein Mensch zu einem bestimmten Zeitpunkt krank wird. Allen dargestellten Gesprächen gemeinsam ist der salutogene Ansatz, das partnerschaftliche Arzt-Patient-Verhältnis und die Initiierung zur aktiven Beteiligung des Patienten am Gesundungsprozess:

> Heilung bedeutet immer auch Selbstheilung. [3]

Als Schwerpunkt sei die motivierende Gesprächsführung hervorgehoben, die sowohl in der Diagnostik als auch in der Therapie das Procedere bestimmt. Das Klären der Beschwerdeursachen gelingt am ehesten, wenn man das biopsychosoziale Erklärungsmodell [2] zulässt. Mit der Simultandiagnostik [4] ist festzustellen, ob durch schwerwiegende Stressoren bereits eine körperliche Erkrankung entstanden ist, die einer entsprechenden Behandlung bedarf. In jedem Fall ist das Abwenden eines gefährlichen Verlaufs von entscheidender Bedeutung. Dass wir uns hierbei auf einer Gratwanderung des „ Zuwenig" oder „Zuviel" befinden, ist unbestritten. Nach unserer Erfahrung fixieren wir Patienten nicht somatisch, wenn wir einmal in angemessenem Umfang ein schwerwiegendes Geschehen ausschließen, sondern erleichtern sie vielmehr. Die körperliche Untersuchung ist dabei ein nicht zu unterschätzendes Mittel, Vertrauen herzustellen. Die Patienten sollten sich unserer medizinischen Sorgfalt sicher sein, dann akzeptieren sie auch eine gewisse Restunsicherheit [2]. Hier muss jeder Arzt leitliniengerecht entscheiden und Verantwortung tragen. Sie erkannten solche Unterschiede auch am Vorgehen der einzelnen Kollegen, die uns als Autoren ihre Patientenbeispiele zur Verfügung stellten.

Im therapeutischen Prozess ist in Kenntnis der auslösenden Stressoren und ihrer krankmachenden Wirkung gemeinsam herauszufinden, welches Veränderungspotential „im Patienten steckt“: Befindet er sich in Absichtslosigkeit oder ist er gerade dabei, erste Schritte einer Veränderung zu planen? Die Begleitung dieses Prozesses ist nicht einfach. Lassen Sie Ihren Patienten selbst Nachteile des Status quo und Vorteile der Veränderung beschreiben, vermitteln Sie Optimismus bezüglich seiner Fähigkeiten, diese Veränderung realisieren zu können. Der Patient sollte seine Ziele auf der Grundlage einer partizipativen Entscheidungsfindung immer selbst festlegen und erfahren, dass er die Veränderungen für sich und nicht für seinen Arzt vornimmt, von dem er jedoch weiß, dass er fest an seiner Seite steht.

Schlüsselqualifikationen der MGF sind, zu Beginn des Gesprächs eine gute Atmosphäre mit einfühlendem Verstehen herzustellen, offene Fragen zu stellen, aktiv zuzuhören (mindestens 50% der Gesprächszeit gehört dem Patienten), das Gesagte zu verbalisieren und zu reflektieren. Mit dem Aufbau einer Diskrepanz ist es möglich, die Bereitschaft zur Veränderung einer Lebenssituation zu fördern, (z. B.: „Sie glauben also, dass Sie nicht mehr malen dürfen, weil Ihr Mann gestorben ist.“ – nicht als Frage, Stimme nicht anheben!). Bestehendem Widerstand sollte man nicht direkt begegnen, er kann durch das Anbieten neuer Perspektiven umgelenkt werden [5]. Metaphern können hierbei hilfreich sein, z. B.: Ein Vogel fliegt in einer hohen Halle immer wieder an die geschlossene Glasdecke, bis er abstürzt, neben die Tür fällt und in die Freiheit fliegt.

Unterstützend ist weiter, sich nach Kraftquellen und möglichen Helfern zu erkundigen. Ziele und Lebenssinn können eindringlicher erkannt werden, wenn man den Patienten fragt, wie er sich sein Leben in fünf Jahren vorstellt. Von besonderer Wertigkeit sind die Stärkung von Selbstwirksamkeit und die Anregung salutogener Ressourcen, wie im Fall der Patientin mit Rückenschmerzen gut beschrieben: Es besteht kein „Entweder oder“, sondern ein „Sowohl als auch“! Trotz Pflege der multimorbiden dementen Mutter besteht die Möglichkeit der Organisation körperlicher und sozialer Aktivierung für die pflegende Tochter. Mit diesem Beispiel wird auch auf zusätzliche mögliche Kooperationspartner zur Förderung des Heilungsprozesses aufmerksam gemacht. Beim Physiotherapeuten können Bewegungstherapie, Atem- und Entspannungsübungen, progressive Muskelrelaxation, Konditionierung u. a. realisiert werden. In der Gruppe ist es darüber hinaus möglich, soziale Kontakte anzuregen. Die Herstellung von Lebensfreude ist machbar, wie insgesamt zu empfehlen ist, das Gespräch so zu gestalten, dass der Patient auch Grund zum Lachen hat und mit guter Laune das Sprechzimmer verlässt, Lust bekommt und das Vertrauen in ihm wächst, sein Leben eigenständig ändern zu wollen.

Die Klarheit dessen, was uns im Leben wirklich wichtig ist, hilft uns, in einer flexiblen Art und Weise auch mit unabänderlichen Problemen umzugehen. „Ich bitte um die Kraft, Dinge zu verändern, die ich ändern kann, die Geduld anzunehmen, was ich nicht ändern kann und die Weisheit, das eine vom anderen zu unterscheiden“. So heißt es in einem bekannten Sinnspruch. Das gezielte Entwickeln dieser Fähigkeiten hilft sowohl uns als Behandlern selbst, als auch unseren Patienten und ist Grundprinzip der Akzeptanz und Commitment-Therapie (ACT). Die Kernprinzipien der ACT, die eine Weiterentwicklung der Verhaltenstherapie darstellt, sind in der Hausarztpraxis pragmatisch anwendbar [6, 7] und bilden die Grundlage einiger Gesprächsverläufe in unseren Fallbeispielen.

Das Bedeutsamste jeglicher Kommunikation sind Ehrlichkeit, Redlichkeit und Echtsein: Die Patienten müssen spüren, wie ernst es uns Ärzten ist, ihnen wirklich helfen zu wollen, dass sie uns wichtig sind und wir ihnen beistehen.

Literatur

[1] Lown B. Die verlorene Kunst des Heilens. Anleitung zum Umdenken. 13. Aufl. Berlin: Suhrkamp-Verlag, 2004.

[2] Hausteiner-Wiehle C, Sattel H, Henningsen P. Kein Befund und trotzdem krank? zkm 2015;5:14–19.

[3] Hüther G. Unser Gehirn bleibt lebenslang plastisch und formbar. zkm 2015;5:46–50.

[4] Arbeitsgemeinschaft der Wissenschaftlichen Medizinischen Fachgesellschaften. S3-Leitlinie: Nicht-spezifische, funktionelle und somatoforme Körperbeschwerden, Umgang mit Patienten. Verfügbar unter: http://www.awmf.org/uploads/tx_szleitlinien/051-001l_S3_Nicht-spezifische_funktionelle_somatoforme_Koerperbeschwerden_2012-04.pdf. Letzter Aufruf April 2016.

[5] Miller WR, Rollnick S. Motivierende Gesprächsführung. Freiburg: Lambertus-Verlag, 2009.

[6] Robinson PJ, Gould DA, Strosahl KD. Real Behavior Change in Primary Care. New Harbinger Publications Inc, Oakland 2010.

[7] Waadt M, Martz J, Gloster A. Arbeiten mit der Akzeptanz- und Commitment-Therapie (ACT). Ein Fallbuch. Bern: Hogrefe Verlag, 2015.

4 Danksagung

Für die Inspiration zu diesem Buch danke ich Frau Simone Witzel vom Verlag Walter de Gruyter; ihren Kollegen Frau Dr. Britta Nagl und Herrn Wolfgang Konwitschny gilt mein Dank für die gute Zusammenarbeit.

Ganz besonders danke ich Herrn Dr. Ronald Burian und Herrn Prof. Dr. Albert Diefenbacher als psychiatrischen Kollegen vom Königin-Elisabeth-Krankenhaus, die sich die Idee zu einem Buch über Diagnostik und Therapie von Patienten mit stressassoziierten Erkrankungen in der hausärztlichen Praxis bereitwillig und mit hoher Kompetenz zu eigen machten. Durch die Vermittlung der weiteren engagierten Autoren-Kollegen Frau Annegret Dreher, Herrn Dr. Eric Hahn, Frau Dr. Indre Illig, Frau Dr. Cornelia Klinger, Herrn Dr. Georg Kremer, Herrn Prof. Michael Linden, Frau Dr. Kristina Schuricht, Frau Dr. Christa-Maria Sibum-Kremer und Frau Dr. Thi Minh Tam Ta, denen ich gleichermaßen sehr herzlich meinen Dank ausspreche, ermöglichten sie das Angebot differenzierter lehrreicher Fallbeispiele.

Darüber hinaus möchte ich Frau Andrea Friedrich für ihr verlässliches mitdenkendes Schreiben meiner Kapitel danken. Frau Dr. Lorena Dini und Frau Anke Krause vom Institut für Allgemeinmedizin der Charite sei für ihre Anregungen und ihre effiziente technische Hilfe gedankt.

Vittoria Braun

Printed and bound by CPI Group (UK) Ltd, Croydon, CR0 4YY
30/09/2026
14973065-0002